Wolfgang Laub

# Generation ADHS

Wolfgang Laub

# Generation ADHS

## Warum unsere Kids und wir mehr Hilfen, Aufmerksamkeit,Respekt brauchen. Ein kritischer Ratgeber&Begleiter

Trainerverlag

**Impressum / Imprint**
Bibliografische Information der Deutschen Nationalbibliothek: Die Deutsche Nationalbibliothek verzeichnet diese Publikation in der Deutschen Nationalbibliografie; detaillierte bibliografische Daten sind im Internet über http://dnb.d-nb.de abrufbar.


Bibliographic information published by the Deutsche Nationalbibliothek: The Deutsche Nationalbibliothek lists this publication in the Deutsche Nationalbibliografie; detailed bibliographic data are available in the Internet at http://dnb.d-nb.de.


Coverbild / Cover image: www.ingimage.com

Verlag / Publisher:
Der Trainerverlag
ist ein Imprint der / is a trademark of
AV Akademikerverlag GmbH & Co. KG
Heinrich-Böcking-Str. 6-8, 66121 Saarbrücken, Deutschland / Germany
Email: info@verlag-trainer.de

Herstellung: siehe letzte Seite /
Printed at: see last page
**ISBN: 978-3-8417-5061-7**

*` Generation ADHS `*

**Warum unsere Kids und wir mehr Hilfen,**

**Aufmerksamkeit und Respekt brauchen**

( Oder: Aufmerksamkeits- Defizite hat unsere Gesellschaft, nicht nur einzelne Menschen ! )

ein kritischer Ratgeber & Begleiter für AD(H)S-Betroffene und deren Partner, Freunde, Familien

Wolfgang Laub

## Inhaltsverzeichnis :

## Über den Autor

Wolfgang Laub ist Systemischer Berater, Therapeut und Dipl.-Pädagoge, freiberuflich in eigener Praxis tätig.
Mitglied im Verband Freier Psychotherapeuten, Psychologischer Berater, ... VFP.
Studium in Erziehungs- und Politikwissenschaften, Psychologie und Soziologie.
Fortbildung in Sonderpädagogik, Sozialmanagement, systemische Beratung und (Familien-) Therapie.
Zertifiziert als Umgangspfleger und Verfahrensbeistand in Kindschaftssachen ("Anwalt des Kindes"). Vom Gesundheitsamt zugelassener Heilpraktiker für Psychotherapie.
Über 20 Jahre tätig auch als Sozialarbeiter, Heimleiter, Pädagoge/ sozialpädag. bzw. – therapeut. Betreuer in Kinder- und Jugendwohnheimen, Jugend-, therapeut., integrativen und Senioren-WGs sowie Einrichtungen für psychisch bzw. körperlich kranke, beeinträchtigte, traumatisierte Menschen aus vielen Nationen.
Berufliche und ehrenamtliche Leitung div. Projekte, auch von Ministerien empfohlene - auf Feldern der Kinder-, Jugend, Senioren- und Benachteiligtenhilfe und im Bildungsbereich. Seine Gewinne aus diesem Buch spendet er auch gemeinnützigen Projekten.

## Widmung

W. Laub musste selbst auch einige schwere Schicksalsschläge verarbeiten. Vor allem den sehr schmerzvollen Verlust seiner Eltern. Er widmet sein ganzes Wirken seinen „innigst geliebten, wundervollen, liebsten Eltern, Schwestern und Sohn “. Was er von diesen und anderen Menschen in seinem Leben an Hilfen und unendlich Wertvollem bekam möchte er gerne auch anderen Mitmenschen „zurückgeben“.

## I. Vorwort, einleitende (und auch kritische, warnende) Worte und Denkanstöße

*Guten Tag – und vielen Dank für Ihr Interesse für dieses Buch! Und Ihre Zeit, Aufmerksamkeit ...*
Für eine zu großen Teilen auch etwas andere, kritischere als sonst (in der Regel) Betrachtung von „AD(H)S" bzw. der – viel zu oft falschen-Diagnose dazu. Mit Informationen, Tipps, Denkanstößen, Erfahrungsberichten die u. a. in meiner Beratungs-Praxis schon sehr vielen Menschen sehr, oft auch erstaunlich schnell, geholfen haben.
Mit das Wichtigste allerdings auch gleich vorab, da dies auch keinesfalls untergehen darf: Ein Buch kann *niemals* eine fachmännische Beratung, Untersuchung und evtl. auch Behandlung ersetzen! Eine solche Erwartung wäre (leider) zu hoch – und wenn andere Bücher, Zeitschriften usw. suggerieren, dass das möglich wäre so ist das leider nicht richtig – und unseriös, oft auch gefährlich.

Zwar werden Sie hier auch einige praktische Tipps, viel in der Praxis Bewährtes (für viele Menschen Hilfreiches) finden. Das sind oft ganz kleine, einfache (auch leicht umsetzbare) pädagogisch-psychologische Hinweise, Empfehlungen, Tipps, die sehr helfen können. Das bzw. Selbst- oder Ferndiagnosen/-Beratungen alleine können aber nie ausreichend und genug individuell passend, zutreffend sein- auch bei (möglichem, eventuellem) „AD(H)S"! Oder auch Checklisten, Selbst-Tests, „beste Tipps" usw. ... Selbst die besten hiervon können nicht differenziert, ausreichend genug sein – nicht einmal für eine erste Einschätzung (bzw. Hilfe- was einem Menschen hilft kann für einen anderen evtl. gefährlich sein!). Geschweige denn Diagnose – oder auch mögliche Lösungen, ausreichende Hilfen! Das stiftet oft eher Verwirrung, entweder wird etwas verharmlost oder zu sehr aufgebauscht- und alleine das kann natürlich schon sehr unruhig werden lassen. Zumal, siehe Folgendes, die Diagnose „AD(H)S" – ADS bzw. ADHS- unheimlich oft falsch gestellt wird – und es bis zu etwa 90 (!) % um (wenn überhaupt) andere Erkrankungen bzw. Probleme geht – bzw. auch um eigentlich gar keine. Hier eher Sicherheit bzw. Beruhigung, allerdings auch ohne

„Bagatellisierung", kann Ihnen aber nur ein guter Fachmann (weiblich oder männlich ist hier damit immer gemeint), Arzt Ihres Vertrauens im persönlichen Gespräch (und Untersuchung) geben!

Der dann auch vielleicht wirklich, leider, so wenig man das (auch als Arzt bzw. Therapeut) möchte – zeitweise – nötige, hilfreiche Medikamente geben muss. Aber eben auch- wenn überhaupt- richtige, auch richtig dosiert, gut begleitet, kontrolliert, informierend, aufklärend, auf – natürlich auch kritische- Fragen eingehend ... Manchmal auch, wenn das eigentliche Problem gar nicht „im" Menschen liegt, was sehr oft der Fall ist (siehe Folgendes dazu). Aber manchmal, zeitweise, man auch leider erst einmal das „Überleben" (und dazu auch nötige „Funktionieren", z. B. auch in einer viel zu überfüllten Schulklasse oder dergleichen) sichern bzw. unterstützen muss, Betroffene stärken. Auch therapeutisch unterstützend. Das ist ja auch keine Schande- in psycholog. Beratung bzw. Therapie zu gehen, an sich zu arbeiten, sich sozusagen fortzubilden... (das müssen ja z. B. auch Therapeuten selbst regelmäßig). Selbst große Staatsmänner haben ja z. B. persönliche „Coaches" für viele Bereiche! Und evtl. erst einmal auch etwas medikamentös. Sonst kann das fatale Folgen haben, bis hin zum Suizid oder anderer extremer Eskalation wegen völliger Überforderung durch die, in der Situation für Betroffene. Auch wenn das natürlich keine Dauer-Lösung sein sollte, man möglichst bald auch (ergänzend) an eigentlichen Ursachen/ Umständen etwas ändern sollte, was ja aber oft auch nicht so einfach ist und nicht so schnell geht. Das muss aber auch alles ganz konkret, individuell mit gutem Fachmann vor Ort besprochen werden. Auch mögliche Alternativen. Bzw. das daran (begleitend) arbeiten- falls nötig z. B. auch Wechsel in eine andere Klasse, Kita (-Gruppe) usw.- aber bitte alles mit Beratung durchdacht und gut geplant, umgesetzt, vorbereitet usw. Irgend etwas übereilt, schlecht zu machen kann fatale Folgen haben.

Und vor allem auch bitte immer mit guter, gründlicher fachmänn. Diagnose (inkl. auch körperl. Untersuchung) – wenn die – also der Ausgangspunkt aller weiteren Überlegungen- nicht stimmt ist ja eine richtige Beratung bzw. Therapie, Behandlung von Vornherein nicht möglich (und da wird oft auch, ähnlich wie bei z. B. „Schizophrenie",

Demenz (bei älteren Menschen) mal zu schnell, falsch „AD(H)S“ diagnostiziert … Teilweise oft auch aus bestimmten Interessen heraus… Statt erst einmal genauer zu untersuchen, auch differenzialdiagnostisch… Also ob es nicht an etwas (auch ganz) anderem liegen könnte, nur mit ähnlichen Symptomen.. Und in zig anderen Krankheitsbildern bzw. Problemen, Beschwerden usw. können auch AD(H)S- (ähnliche) Symptome auftreten, das muss auch ganz genau untersucht, entschieden werden – weil dafür ja auch eine teilweise oder ganz andere Behandlung sinnvoll bzw. nötig sein kann…).

Alles Andere hilft bestenfalls nicht, kann sogar auch kontraproduktiv, schädlich, ggf. auch sehr gefährlich sein. Hier (oder auch in anderen Büchern bzw. mehr oder weniger guten Ratgebern, auch im Internet oder Bekanntenkreis oder auch von Pädagogen, „Elternfahrschulen“ und dergl.) können Sie nur dazu ergänzende Informationen, Denkanstöße, Tipps finden. Die vielleicht auch hilfreich sind um weitergehend, auch kritisch suchend und bewertend – wie natürlich auch bitte mich, mein Buch hier- gute Fachleute finden zu können- bzw. auch hier, bei diesen (inklusive natürlich auch meiner Wenigkeit) gesunde Vorsicht (siehe Folgendes dazu) walten zu lassen… beides sehr, sehr wichtig. Den Besuch dort aber keinesfalls ersetzen! Alles hier Folgende schreibe ich gerade auch in Ihrem Interesse nur unter diesem Vorbehalt. Auch wenn „AD(H)S“ auch – oder gerade auch – die schlauesten, tollsten, liebenswürdigsten, stärksten Menschen (bzw. deren Angehörige) betreffen kann heißt das nicht, dass diese nicht ggf. auch ärztliche oder therapeutische, ggf. auch unter ärztlicher Kontrolle zeitweise medikamentöse (wenn auch vielleicht nicht für „AD(H)S“) Unterstützung brauchen können. Das brauchen auch alle Menschen oft im Leben, auch Ärzte und Therapeuten, Pädagogen usw. selbst! Zumindest in bestimmten schwierigen Lebensphasen. Das ist ja auch keine Schande. Zu erkennen – und sich dazu zu bekennen – dass man auch einmal, wie ja jeder andere Mensch auch, Hilfe braucht ist ja wirklich, ganz *stark*! ***Nichts vermittelt ein größeres Gefühl von Stärke als ein Hilferuf*** [ G. Mac Donald ].

Und bitte auch immer mit (fach-) ärztlicher Untersuchung. Zumal es schon unzählige Menschen gab, die Jahre und oft sogar Jahrzehnte lang auch z. B. wegen „AD(H)S" oder dergleichen behandelt wurden, auch psychotherapeutisch... Bevor sie einmal genauer untersucht wurden (ärztlich, organisch). Und dann endlich dabei heraus kam, dass sie z. B. nur an – meistens recht harmlosen und leicht behandelbaren – Stoffwechselerkrankungen litten. Nur dadurch z. B. ständig unruhig (oder „depressiv") waren, sich schlecht konzentrieren konnten ... Oder z. B. auch nur etwas, kaum merklich, schlecht hören oder sehen konnten, *deshalb* z. B. auch Unterricht in der Schule, Ausbildung usw. bzw. in Kita/Kindergarten schlecht folgen konnten und natürlich auch zunehmend unruhig wurden und „Aufmerksamkeitsprobleme" hatten. Leider ist es alles andere als die große Ausnahme, dass so etwas passiert! Auch in meiner (therapeutischen) Praxis erlebe ich immer wieder solche „Fälle" – Menschen! – die teilweise Jahre lang zu Psycho-und Ergotherapeuten usw. geschickt wurden bzw. mit Medikamenten „ruhiger gemacht" (gegen ihre Unruhe) oder „aufmerksamer" (auch Menschen mit eigentlich ganz anderen Problemen bzw. Erkrankungen, z. B. – ggf. auch organisch bedingten- Depressionen – die heute bekanntlich ja immer noch viel zu oft verkannt werden) -statt solche auch anderen Möglichkeiten einmal wirklich, viel gründlich(er) abzuchecken. Obwohl z. B. Psychotherapeuten sogar gesetzlich – fachlich und sittlich natürlich sowieso – verpflichtet sind immer auch erst einmal mögliche organische Ursachen abklären zu lassen (zumal Körper und Geist bekanntlich ja auch eine Einheit bilden, nicht zuletzt natürlich auch bei „psycho-somatischen" Problemen bzw. Erkrankungen bzw. Folgen davon).
Ich bin immer wieder erschüttert, wie selten dies aber wirklich gemacht wird. Wo sehr viele oft jahrelange mutmaßlich „unbedingt nötige" (gerade auch AD(H)S-) Behandlungen von heute auf morgen unnötig werden aus genannten Gründen, ganz anderen Ursachen von auch „Verhaltensauffälligkeiten"... Ich mache mir da wirklich auch zunehmend große Gedanken über (mangelnde) Kompetenz bzw. Überforderung (auch durch oft schlechte Arbeitsbedingungen und Ausbildungen) sehr vieler Therapeuten, teilw. auch Pädagogen und Ärzte (wie z. B. auch R. Degen in seinem „Lexikon der Psycho-Irrtümer").

Bzw. teile auch zunehmend die Meinung des anerkannten Wissenschaftsjournalisten Degen, bestätigt auch bei Jaeggi (s. unten), dass viele Therapeuten (und auch Ärzte bzw. auch „Lerntherapeuten" und dergleichen) bzw. eine (Pharma-) Industrie einfach nur schnell Geld verdienen wollen, auch mit eben neuen „Volkskrankheiten" wie auch nun z. B. Burn-out und AD(H)S, was ja alleine in Deutschland Millionen Menschen betrifft und in der Alltags-Hektik bzw. Stress heute auch fast jedem Menschen diagnostiziert (bzw. manchmal auch nur angedichtet) werden kann, in unserer „Generation Burn-out" – wie es der Focus schon 2011 einmal nannte (oder auch - AD(H)S?!). Alleine die Zahl der diagnostizierten Aufmerksamkeits- und Hyperaktivitätsstörungen (ADHS) stieg von 2006 bis 2011 alleine schon bei den unter 19-Jährigen um 42 Prozent(!), wie z. B. aus dem Arztreport 2013 der Krankenkasse Barmer GEK hervorging. An vielen Orten berichten immer wieder Experten, dass bis zur Hälfte oder noch mehr (!) aller Schüler AD(H)S diagnostiziert werden könnte... Was allerdings – soweit das stimmt- auch nicht verwundert, wenn man sich die Gegenden, Schulen, Freizeiteinrichtungen usw. dort einmal anschaut. Unlebendig, unherzlich, einengend, langweilig ... Die wenigsten Therapeuten, Ärzte usw. wollten dort wohl wohnen ... Geld verdienen mit „AD(H)S-Patienten" von dort tun aber sehr viele ... Manchmal auch viel Geld... Und zunehmend weisen ja auch führende Krankenkassen-Vertreter kritisch darauf hin, dass auch der o. g. Arztreport auffällig regionale Unterschiede erbrachte. ADHS- Hochburgen haben demnach und internationalen Vergleichsdaten gerade auch Städte mit vielen Therapeuten, Kinder- und Jugendpsychiatern usw. Obwohl oft Pädagogen und Eltern dort das Problem gar nicht so groß sahen... Gut, oft sehen Fachleute natürlich auch mehr. Aber manchmal ja doch auch zu viel oder Falsches. Und vielleicht möchte man ja manchmal auch nur mehr sehen- bzw. verdienen? Jedenfalls: Würde man dieses Geld dort mehr in bessere (bzw. überhaupt) Freizeiteinrichtungen, Schulen usw. investieren gäbe es garantiert viel weniger „AD(H)Sler" dort ... Was eigentlich auch jedem Pädagogen, Therapeuten klar sein müsste ... Von denen einige aber leider oft im Zweifel doch lieber an ihr eigenes Interesse, Geld verdienen denken (wie eben z. B. bei Degen und Jaeggi belegt, z. B. auch durch anonyme Umfragen unter Therapeuten). Wo allerdings oft auch Ärzte, auch nicht nur schlechte, sehr schnell „AD(H)S“ diagnostizieren, Medikamente verschreiben… Und, wie auch z. B. Ärzteverbände selbst zugeben, oft – siehe oben - ganz andere Ursachen bzw. Erkrankungen, nicht zuletzt eben auch Depressionen (bzw. auch z. B. manisch-depressive Erkrankungen, Symptome) verkannt werden. Statt sich wirklich einmal zumindest etwas genauer mit dem Menschen, seinem Körper, Leiden, Leben und dessen Umständen – die in der heutigen Gesellschaft, auch Arbeitswelt, oft ja auch depressiv bzw. unruhig, aggressiv machen können- zu beschäftigen. Was aber oft ähnlich sinnvoll ist wie z. B. einem stark übergewichtigen Mensch sofort „Fett“ abzusaugen… Statt erst einmal gründlich zu fragen, untersuchen woher das Übergewicht kommt … Auch z. B. ja durch Stoffwechselprobleme, falsche Ernährung, zu wenig Bewegung, ggf. ja auch „nur“ Kummerspeck (wegen z. B. auch objektiv einfach zu viel Stress im Alltag, Beruf usw.). Mit dann natürlich auch nötigen Fragen woher das kommt, was man dagegen – auch nachhaltig, tiefer gehend, überhaupt die Ursache des Problems erforschend (mit nur dann auch möglichen wirklichen Lösungen) tun kann. Ggf. ja auch wiederum eher psychotherapeutisch. Bzw. auch gegen krank machende Umstände – z. B. im Beruf, ggf. aber auch in Beziehungen usw. Leuchtet das bei so einem Beispiel wohl noch schnell ein – hoffentlich doch auch den meisten Ärzten und Therapeuten, Pädagogen etc. – ist das aber letztlich bei „AD(H)S“ nicht anders (wird da aber leider nicht so oft – bzw. noch weniger- beachtet). Gut, man kann auch meistens wohl nicht primär Ärzten den Vorwurf machen, wenn sie sich zu wenig Zeit nehmen für „Patienten-Gespräche“ – wenn das ja kaum noch bezahlt wird von Krankenkassen. Das fast nur noch quasi ehrenamtlich, unentgeltlich geht … Und zu viel „Ehrenamt“ führt ja gerade viele Menschen im Gesundheitswesen zu Burn-out (bzw. auch Pädagogen, die nur noch in ihrer Freizeit wirklich Zeit für viele Kids haben). Da liegt der Wurm im (Gesundheits-, Bildungs- bzw. gesamtem) System! Allerdings kenne ich doch auch sehr viele Ärzte, die das noch können, sich die Zeit nehmen. Und (trotzdem) auch, wenn auch schwerer, überleben können. Nur halt nicht mit dem „dicken Schlitten“ vor der Tür. Sondern ein

Mittelklassenauto – das, oder z. B. auch ein Fahrrad (mehr habe ich z. B. auch nicht) reicht auch. Man versteht so auch Probleme seiner „Patienten", „Klienten" bzw. „Kunden" (was für Worte für *Menschen*) besser und kann auch besser helfen, wenn man auch mehr in deren Welt, Verhältnissen lebt... Wenn man auch seine Kinder in normale (statt Privat-) Schulen schicken muss, auch beim Discounter einkaufen, im öffentl. Nahverkehr bzw. im Zug 2. Klasse fahren (statt 1. Klasse oder fliegen). Dann wird man auch mehr „normalen" (???) Alltags-Stress erfahren, der heute natürlich oft, viel zu oft, unruhig, hektisch (bzw. auch ausgepowert, depressiv,...oder aggressiv) machen kann. Schon zumindest jedes 3. Grundschul- Kind (!) klagt heute nach div. Untersuchungen an zu viel Stress! Was natürlich auch der Konzentration schaden kann (und reicheren Eltern, deren Kindern, wird auch öfters einmal einfach noch etwas besser, nochmals erklärt bzw. Nachhilfe gegeben werden- statt z. B. Medikamenten wegen „ADHS" bzw. „Konzentrationsstörungen". In kleineren Klassen, Privatschulen, gibt es ja aber auch gar nicht so- viel zu große- Klassen, kann auch mehr Aufmerksamkeit gegeben werden bzw. weniger abgelenkt werden). Und das meistens nicht wegen zu hoher, früher Erwartungen der Eltern oder Lehrer. Und wenn auch nur, weil diese eben zähneknirschend ihr Kind „überlebensfähig" machen wollen – besser gesagt müssen, zumindest denken sie das – in der Leistungs-/ Ellbogengesellschaft heute. Mit auch unsinnig Eltern eingeredeten „Früherziehungswahn" und dergleichen, viel zu hohen Ansprüchen und Druck. Schon Kleinstkinder werden heute, wie auch in ARD-Dokumentationen 2012 zu sehen, deshalb „gedopt", ältere umso mehr (bzw. tun das dann selbst). Um Ansprüchen gewachsen zu sein- anstatt dass diese, viel zu hohen bzw. falschen Ansprüche (gesellschaftlich) mehr hinterfragt werden! Wo wirklich – auch z. B. Burn-out vorbeugend – man sich eher auch an etwas lockereren Menschen, die sich vielleicht einfach auch nur ihre „Kinderseelen" bewahrt haben, inkl. etwas „Zappelphilipp" – zum Glück, heute ja extrem schwer in einer viel zu sehr auf nur Leistung, Kommerz, Ellbogendenken ausgerichteten Gesellschaft und darin „Funktionieren"- ein Beispiel nehmen sollte (bzw. teilweise auch wirklich an Kindern, *von denen* lernen... Statt viel zu oft die Kinder, deren Kinderseelen, Träume

usw. zu „belehren", was *angeblich* für sie gut, besser, nötig wäre, zum „Funktionieren" in der Gesellschaft – statt auch lieber mehr die Gesellschaft heute zu hinterfragen, gerade auch mit „Kinderaugen", -Ohren,… betrachtet..! Ist der Mega-Erfolg des Liedes, wir sind „geboren um zu *leben*"-und *nicht nur „funktionieren"*- ein Zufall? Sicher nicht! Zig Millionen Deutsche sehnen sich in der Tat wohl auch nach Zeiten, „in denen Träumen wieder hilft", gefragt ist- und nicht nur immer „Funktionieren"-wofür eigentlich?- angesagt…). Oder auch Turbo-Abi/Schmalspurstudium- und Ausbildung, Arbeitsalltag usw., wo auch auf individuelle Interessen, Bedürfnisse, Schwächen aber auch Stärken gar nicht mehr richtig eingegangen werden kann, nichts richtig gefördert. Und natürlich dann auch Aufmerksamkeit schwindet, es da Defizite gibt … Wenn man kaum noch mitkommt bzw. es so „Schmalspur" auch zunehmend weniger Spaß macht, weniger Interesse und Aufmerksamkeit weckt, unruhig macht (ggf. auch aus Langeweile bzw. Desinteresse an wenig interessantem oder viel zu viel bzw. schnell „durchgekautem" (Schmalspur-) Stoff, auch nicht auf persönl. Interessen, Bedürfnisse, Schwächen aber auch Stärken, Ressourcen, Potenziale eingehend usw., oft auch alles andere als „praxisnah"… „The wall" inkl. „we don`t need no thought control" von Pink Floyd ist ja auch gerade in Deutschland so beliebt… Wie auch z. B. Pippi Langstrumpf, auch noch bei Erwachsenen. Die hätte wohl, ähnlich wie der echte, literarische, Zappelphilipp, auch kaum „brav" am Tisch stillgehalten- zumal auch da ja andere Personen, (Tisch-) Sitten usw. das Problem waren. Oder in Kita, Schulen usw.).
Zudem, eigentlich unter Fachleuten lange bekannte, strukturelle Schwächen wie z. B. 45-Minuten- Schulstunden, die einfach nicht „Kindgerecht" sind, kleinkindgerecht erst recht nicht… Und auch unruhig machen bzw. sich schwer konzentrieren lassen (auch wenn Kinder ja eh im „Hier und Jetzt" leben, also auch einfach ablenkbarer sind von passierenden Sachen, insofern „unkonzentrierter"- das liegt einfach auch in der Natur der „Sache"). Um auch diesbezüglich nur ein Beispiel zu nennen, von denen es auch unzählige mehr gäbe- natürlich auch bezüglich Jugendlichen und Erwachsenen, auch beruflich, „Arbeitswelten" usw. Und das wäre noch sehr viel weiter zu führen. Den

Mensch machte ja beispielsweise auch der aufrechte Gang erst zum Menschen. So lange zu sitzen z. B. in der Schule, auch kaum in der Natur ist auch eher gegen die menschliche Natur. Unter anderem reformpädagogische Alternativen bzw. Varianten dazu gibt es auch unzählige, seit nunmehr zumindest etwa *Hundert Jahren*. Aber wie viel bzw. wie wenig ist heute davon umgesetzt? Hier ist man teilweise noch hinter den Stand etwa der 1920er Jahre in Deutschland, was hier schon in vielen Gebieten erreicht wurde, zurückgefallen! Und Vieles in Deutschland war schon zuvor, teilw. bis heute, unnötig kompliziert bzw. wenig lebendig, innovativ. Alleine schon Deutsch („nur die Toten haben die Zeit, diese Sprache zu lernen" - M. Twain). In fast jedem Land der Welt gibt es ja heute i. d. R. keine Großschreibung mehr. Das erleichtert Schülern ja auch ungemein *in allen Fächern*, sich zu konzentrieren, aufmerksamer zu sein…

Andererseits gibt es ja selbst in vielen sogenannten „Entwicklungsländern" teilweise auch einfach „nur" mehr Respekt für Menschen, auch z. B. mit Krankheiten oder „Behinderung". Aber auch, ob man „behindert" ist – oder auch „Entwicklungsland"- oder nicht hat ja auch zumindest *sehr viel mit Umständen zu tun*. Auch ob man genug Förderung bekommt, auch Hilfsmittel oder nicht. Oder auch einfach „nur" Wertschätzung. In anderen Ländern, Kulturen zählen aber oft viel mehr *menschliche* Aspekte. Wird z. B. ein Mensch nicht nur so darauf reduziert, was er beruflich macht, da Erfolg hat … Bzw. auch „Erfolg", „Leistung" oft vielfältiger definiert, auch nicht nur auf Finanzielles bezogen. Zumal ja auch z. B. nicht weniger Nobelpreis-Träger aus „Entwicklungsländern" kommen, weil dort Menschen dümmer wären- sondern weil diese oft weniger Möglichkeiten haben an Hilfsmitteln, finanziell, überhaupt Bildung … Auch dank einer „Weltordnung", die nicht in deren Sinn ist und ja *reichste* Länder z. B. in Afrika, deren Rohstoffe usw., ausgebeutet werden. Und auch selbst schlaueste Wissenschaftler in „Industrienationen" wären ja zumindest in ihrer Arbeit sehr „behindert", wenn sie vielleicht nicht einmal einen Computer hätten, teilw. nicht einmal eine Brille, Essen usw. Aber, zudem: „You can`t always get what you want" gilt auch für *alle* Menschen auf der Welt. *Kein Mensch kann alles erreichen, tun. Jeder wird auch irgendwann irgendeine Krankheit bekommen.* Auch bisher recht gesunde, vermögende Menschen- ebenso wie z. B. schwerst kranke oder „behinderte“. Prozentual gesehen gibt es sicher weitaus mehr trotz sogar Schwerst- Behinderung glücklich gewordener Menschen als andere... Das ist wirklich ganz wichtig. Selbst wenn man z. B. auch „A(D)HS“ sozusagen „hätte“- auch als quasi Krankheit bzw. „Behinderung“- würde, *wie für jeden anderen Menschen auch,* gelten "Es gibt ein erfülltes Leben, trotz vieler unerfüllter Wünsche" (D. Bonhoeffer). *Kein* Mensch kann sich bzw. anderen Menschen alle Wünsche erfüllen. Aber es gibt selbst unzählige "schwerstbehinderte" Menschen, die genauso glücklich sind- oder noch viel mehr- wie „gesündere“! Aber natürlich auch nur mit zumindest einigermaßen Unterstützung für sie, auch Hilfsmittel, Respekt ... *Ohne das könnte ja auch kein Mensch wirklich glücklich werden oder auch „nur“ überleben.* Jeder Mensch braucht auch irgendwelche Hilfsmittel, sei es auch z. B. „nur“ eine Brille. Und Unterstützung, Mitmenschlichkeit, Respekt ... Das ist ja, ob mit oder ohne „A(D)HS“, nichts „Krankhaftes“ sondern nur *völlig Natürliches, Menschliches.*

## II. Einengung von natürlichem Bewegungsdrang und Kreativität, Bedürfnissen, Stärken führt zu A(D)HS

Wenn man natürliche Bedürfnisse, auch Bewegungsdrang, aber auch Kreativität, Sensibilität, Lebendigkeit usw. nicht befriedigt bzw. einengt ist aber natürlich kein Wunder, wenn Menschen unruhig bzw. „schlecht drauf“ werden und auch nicht so konzentriert lernen können. Zumal man

Vieles ja auch natürlich viel besser verstehen, begreifen kann, wenn man es in der Praxis sieht, erlebt, begreifen kann. Nicht nur in der Biologie. Und da wird auf vielen Gebieten in sehr vielen anderen Ländern, auch „westlichen Industrieländern", teilweise viel mehr praxisbezogen gelehrt bzw. gelernt. Teilweise auch in der ehem. DDR, die nun plötzlich (bzw. erst) doch auch wieder nach "Brauchbarem" abgesucht wird und nicht mehr nur ganz „verteufelt" nach dem Motto „der Sieger schreibt die Geschichte" bzw. „im Westen war alles besser". Denn das war es sicher nicht. Vieles natürlich. Aber ja nicht alles.

Aber selbst innerhalb des heutigen Bildungs- bzw. gesellschaftlichen Systems auch in Deutschland gibt es wichtige Unterschiede, zeigt sich, dass es auch anders geht! Sehr häufig machte wirklich z. B. alleine schon ein Wechsel der Kita (-Gruppe) bzw. der Klasse oder Abteilung, Stelle aus einem „AD(H)S"- ler einen plötzlich völlig gesunden bzw. sogar wieder (einfach „nur") *besonders tollen*, kreativen, sensiblen bzw. lebendigen Menschen! Unglaublich aber (leider) wahr… Der nur zuvor von nicht so guten Strukturen, Umständen (oder auch z. B. Pädagogen oder Chefs) zu sehr eingeengt wurde (ein sehr guter, aufschlussreicher Bericht auch zu diesbezüglichen Leiden und möglichen Perspektiven – auch sich nicht mehr als „Versager", „Störenfried" zu sehen, auch Freunden und Angehörigen gegenüber- dazu z. B. von Schlösser in seinem Buch „Lieber Mats, dein Papa hat ne Meise")– und dadurch natürlich unruhig, traurig - in seiner sogar besonders *positiven* Kreativität, Sensibilität, Lebendigkeit usw.! Deren Verkennung bzw. Einengung, Unterdrückung, „Schlecht-machung", Nicht-Wertschätzung. Und andere Chefs, Aus-bilder, Erzieher, Lehrer,…– wo das (gleiche!) Kind, Jugendlicher, Erwachsener auf einmal gar kein „AD(H)S" mehr hatte bzw. „war" (?!)- hatten auch nicht immer mehr Geld oder Zeit. Sondern oft auch einfach „nur" mehr Verständnis bzw. Respekt, Wertschätzung, Toleranz, Akzeptanz, Gefühl, waren kompetenter bzw. „menschlicher" (im pädag. und therap. Bereich ja sicher auch eine der wichtigsten Kompetenzen ..). Oder auch „nur" aufmerksamer für Menschen, die einfach „nur" mehr Aufmerksamkeit brauchen (und *wer, welcher Mensch braucht das nicht*?). Das bedarf auch meistens keiner großen pädag.- psycholog. Kompetenzen – sondern „nur" ein offenes Ohr bzw. Herz – auch wenn beides natürlich auch eigentlich mit die wichtigsten Eigenschaften gerade auch für Pädagogen, Psychologen, Therapeuten, Ärzte sein sollten … „Wer an das Gute im Menschen glaubt bewirkt das Gute im Menschen“ (Jean Paul) – bzw. sieht z. B. nicht nur einen „Zappelphilipp“ bzw. „Störenfried“ in einem Menschen – sondern zumindest *auch* noch andere Seiten, gute … Bzw. schlechtere gar nicht so bedeutend… Und sogar *besonders viele gute*, sensible, lebendige zum Beispiel – was nur dann natürlich umso mehr „stört“, wenn es auf unlebendige, unherzliche, einengende Strukturen, Umstände, Sitten, Normen, Menschen trifft… Bzw. auf zu wenig kreative, menschliche, fördernde Umstände, Menschen. Dass es hieran und Wertschätzung viel zu oft mangelt in der Gesellschaft – bekanntlich ja auch als Mit-Hauptursache für z. B. „Burn-out“ - heute ist ja aber auch kein „persönliches“, sondern *gesellschaftliches* Problem (bzw. auch z. B. des Bildungssystems inkl. meistens überfüllten Klassen, Kita-Gruppen, schlechten Rahmenbedingungen,... Bzw. auch sonst viel zu wenig Wertschätzung, zu viel Stress im berufl. und privaten Alltag, mit so oft auch kaum möglichem Kopf, Ohr, Aufmerksamkeit -bzw. Defizit daran- für und von Mitmenschen, auf Dauer so natürlich auch gerade für sonst sehr aufmerksame, sensible, herzliche, hilfsbereite, schlaue Menschen. Die ja auch viel zu sagen bzw. zeigen haben, auch deshalb mehr Aufmerksamkeit *verdienen…* ).

## III. Umstände, Zufall, Herkunft entscheiden über „A(D)HS oder kein A(D)HS“, über Menschen…

Für AD(H)S und andere "Verhaltensauffälligkeiten" werden aber auch generell immer wieder viel zu wenig äußere Umstände berücksichtigt (wie auch sonst überhaupt im ganzen Erziehungssystem – in Zeugnissen steht ja immer auch nur, wie gut der Schüler war – und nicht wie gut – oder schlecht, zumindest fachlich, der Lehrer, Bedingungen in der Schule usw. Umso besser die Lehrer und Schule umso bessere Chancen hat man ja aber in der Regel auch… Bzw. umso schlechter umso schlechtere … Und bei „Zentralabitur" oder dergleichen wird ja auch oft ungerecht „einheitlich" verglichen … Wenn der gleiche Mensch z. B. nur eine 4 oder 5 bekommt weil er eine schlechtere Schule, Bedingungen dort bzw. Lehrer hatte … Statt anderswo, mit besseren, z. B. eine 2 oder 3 hätte haben können (dass Noten, Prüfungen usw. zudem, zumal heute, auch sehr kritisch zu betrachten sind hier nur am Rande erwähnt- zumal i. d. R. damit nur der „Ist- Zustand" bewertet wird – und nicht, ja viel wichtiger, mögliches Entwicklungs-Potenzial genauer untersucht, dann auch mit dem Ziel zu fördern – statt (eher) *auszulesen…*). Das wird natürlich auch später fortgeführt – an welchen Ausbilder, Chef, Vorgesetzten, Kollegen oder auch Mitarbeiter bei einem Amt, Behörden usw. man gerät, bzw. auch Arzt, Therapeuten usw.- ob man da nötige Unterstützung, Förderung bekommt oder nicht – bzw. bessere oder schlechtere (natürlich gehört auch etwas „fordern" dazu, wenn man Menschen helfen möchte- auch das ja ein Zeichen, dass man auch an ihr Potenzial glaubt, dass es überhaupt etwas zu „fördern" gibt. Aber *nur* – bzw. zu viel oder falsch– zu fordern ohne genug zu fördern ist ja sicher falsch). Vielleicht schätzt ja aber auch schon eine Grundschule oder Kita ein Kind als „AD(H)Sler", „Sonderschüler"ein, der auf einer anderen Grundschule oder Kita einfach „nur" als besonders kreativ, lebendig,… eingeschätzt werden würde – mit Empfehlung, gerade deshalb, fürs Gymnasium… Es ist unglaublich, welche Unterschiede es hier in der Tat an Bewertungen gibt, die ja über Menschen und deren Zukunft entscheiden können… Und das auch noch so früh im Leben, dass eigentlich kein Mensch richtig entscheiden kann welches Potenzial andere Menschen wahrscheinlich haben (werden) bis zum Ende ihres Lebens… Wofür ja auch unzählige äußere Aspekte eine Rolle spielen können. Entschieden von manchmal gar nicht so guten (Fach-) Leuten… Bzw. Bewertungs-Maßstäben – auch nahezu alle „Einstellungstests" und zumindest teilweise auch andere psychologische in vielen anderen Bereichen, auch Einschulungstests, sind nach Meinung

div. Psychologen(verbände) z. B. bestenfalls nichtssagend … Wohl auch bei AD(H)S… Eher noch in die Irre führend, Menschen oft völlig falsch bewertend (bzw. vorschnell „aussortierend“). … Und, aufgrund solcher, dann in falscher Schule, Ausbildung, Stelle usw. wird man dann natürlich auch unruhig, „zappelig“ bzw. „depressiv“ oder aggressiv...
Bereits in Schulen (aber auch in Ausbildung, Beruf usw.) gibt es zudem heutzutage ja i. d. R. kaum zumutbare Bedingungen. Zu große Klassen, schlechte Mittel, zu wenig Lehrer usw. ... Da mangelt es natürlich an möglicher Aufmerksamkeit, gibt es Defizite – aber ja nicht wegen „persönlichen Schwächen“ (der Betroffenen, Personen) – sondern *strukturellen* (*im System, nicht Mensch*)! Selbst engagiertesten Lehrern fehlt so genug Zeit, Möglichkeit für genug Aufmerksamkeit für Alle, auch z. B. „Unauffälligere“, die dann etwas untergehen (und *dadurch* dann – *erst*- Probleme bzw. „Auffälligkeiten“ bekommen). Zudem: Alleine schon – um nur noch ein Beispiel zu nennen - die CO2-Konzentration schon in Schulgebäuden geht heute über das gesetzlich erlaubte Höchstmaß hinaus! Das wurde z. B. in der Zeitschrift "Erziehung und Wissenschaft“ 12/2011 berichtet. Alleine das kann natürlich zu „AD(H)S-Symptomen“ führen, stresst natürlich- psychisch aber auch körperlich. Es macht reizbar, müde, lässt Leistungs- und Konzentrationsfähigkeit sinken, Defizite an (möglicher) Aufmerksamkeit entstehen. Und auch die dort berichtete Lärmbelastung mit 65 bis 75 Dezibel in zwei Drittel der Unterrichtstunden entspricht etwa dem Lärmpegel in der Umgebung des größten deutschen Flughafens in Frankfurt am Main! Unglaublich.
Aber leider wahr. Allerdings in der Schule ohne jeglichen Lärmschutz. Der günstig einzurichten wäre. Das kostet auch Geld, ja. Aber was kosten denn körperliche und psychische Folgen, Leiden einer so ja zwangsläufig „sozialisierten Generation AD(H)S“ bzw. auch „Generation Burn-out“ (wie der Focus 2011 einmal titelte – und Burn-out kann auch AD(H)S-ähnliche Symptome erzeugen!). Von Anfang an, o. g. Belastungen gelten schon bei Grundschülern! Und auch Kitas, Kindergärten sind heutzutage ja sicher nicht immer optimal. Das ist ja auch kein „persönliches“, therapeutisch behandelbares Problem. Oder schickt man künftig Anwohner von neuen großen Flughäfen künftig

auch zu Psychotherapeuten wegen ihrem „AD(H)S“ – ihrer „Gereiztheit“, Unruhe usw. (wegen dem Fluglärm) statt dort Lärmschutz einzurichten? Pardon, aber wenn es nicht so traurig und brutal für Betroffene wäre.. Könnte man bei Vielem nur noch sarkastisch werden bzw. darüber lachen – oder heulen ... Und auch wütend, aggressiv werden, was da mit Menschen, last not least Kindern gemacht (bzw. nicht, für diese, deren Schutz und Wohl, gemacht) wird!

Natürlich gibt es inmitten all dem, auch sonstigem Stress, überfüllten Schulklassen usw. dann auch Aufmerksamkeits-und andere Probleme, Defizite. Aber ja nicht weil da etwas „mit dem Menschen“ nicht stimmt, denen „etwas fehlt“ („in ihnen“). Sondern mit seinen Lebens-und Arbeits- bzw. schulischen *Bedingungen, Umständen* ... Von früh auf auch schon im „Hamsterrad“, ständig überfordert, was natürlich doch unruhig bzw. zappelig, „schlecht drauf“ („depressiv“) usw. macht.

Gerade besonders sensible bzw. nachdenkliche (beides *positiv* gemeint! Oder sind wir plötzlich nicht mehr das – ja doch auch positiv gemeint, oder nicht - Land der Dichter und *Denker*?) bzw. lebendige, eigentlich lebensfrohe Kinder gehen dann besonders unter oder werden zu "Problemen"- obwohl eigentlich nur das ganze System (!) Störungen, Defizite hat. Oder vielleicht ja auch kulturelle Ansichten. Viele (in Deutschland) „ADS-Kinder“ wären das z. B. in Japan wohl kaum... Viele (in Deutschland) „ADHS-Kinder“ wären das z. B. in Brasilien oder auch der Türkei oder afrikan. Ländern kaum... Und vielleicht ist da doch auch hier noch mehr das Verständnis „deutscher (Leit-) Kultur“ zu hinterfragen? In der deutschen Nationalmannschaft findet man „Multikulti“ klasse, mehr Kreativität, Spontanität und dergleichen durch Özil und Co. Im Alltag, auch Kita, Schule usw. ist dann aber doch eher wieder „typisch deutsche Tugenden“ gefragt? Eher auch vielleicht „preußische“? Und „Fremdes“ wird eher als bedrohlich angesehen, auch von „Ausländern“ (= Menschen, die unser aller Land entscheidend mit aufgebaut haben?!). Mit guter Förderung, Unterstützung hingegen werden gerade besonders kreative, soziale, lebensfrohe, liebe Kinder unzählige Male ja aber, oft auch schnell, *nicht mehr "behandlungsbedürftig", sondern auch sehr – bzw. besonders- glücklich und erfolgreich, z. B. gerade auch in sozialen und kreativen Berufen ...*

(wie z. B. auch bei – dem international sehr anerkannten – B. Furman belegt). Zufall?
Sicher nicht! Und es ist ja wirklich eine Ungeheuerlichkeit die Opfer von solchen Umständen, auch schlechter Bildungs- und anderer Politik usw., auch noch zu den „Problemen“ zu machen!
Die sie an anderen Orten, Ländern, teilw. aber auch selbst z. B. in Deutschland, anderen Bundesländern so ggf. nicht hätten (was ja auch zeigt, dass es kein persönliches Problem sein kann – sonst müssten die Probleme ja überall gleich oder zumindest ähnlich sein bei den Betroffenen). Wenn ich aber von vielen anderen deutschen Städten zurück nach Berlin komme- selbst aus z. B. unmittelbar an Berlin angrenzenden- zumindest in die meisten Bezirke/ Stadtteile dort- merke ich schon immer wieder, dass man anderswo als eher negativ Auffälliges dort nicht negativ, *oft sogar positiv* sieht.. Was sich sogar in einem Berliner Sprichwort zeigt, wonach quasi alle „Verrückten“ nach Berlin gehören (von wegen die anderen sind die Spießer/ in Berlin ist man toleranter, liberaler usw. Und anderswo ist wie es sein sollte *ver-rückt* , im Sinn von „nicht Richtiges“ ver-rückt, entstellt. Ebenso wie ja z. B. der „Jeck“ in Köln auch etwas positives ist…). Natürlich auch nicht überall in Berlin, auch dort nach Bezirken, Stadtteilen bzw. noch mehr (Welt-) Anschauungen zumindest etwas verschieden. Aber trotzdem unterm Strich doch auch spürbar als liberal eingestelltere Stadt, Metropole (ein homosexueller Oberbürgermeister wäre ja z. B. auch noch nicht in jeder dt. Stadt denkbar). Ich glaube auch wirklich, dass sehr viele anderswo lebende „AD(H)Sler“ in Berlin (oder ggf. auch z. B. Köln, London, New York und dergleichen) keine Psychotherapeuten suchen müssten... Sondern z. B. eher selbst Therapeuten, Pädagogen sind… Oder Künstler… und in Berlin-Kreuzberg in einem Künstler-Treff oder dergl. man zig "AD(H)S-ler" finden würde (bzw. die, denen man das anderswo attestierte), die völlig erfolgreich und happy sind! Aber anderswo nicht happy, nicht erfolgreich - und in langer Therapie,... Wenn ich gerade aus z. B. Berlin-Kreuzberg komme, einem erfolgreichen Künstlerprojekt da, in meinen Praxis-Raum in einer anderen, kleineren (wenn auch gar nicht so kleinen) deutschen Stadt und dort absolut vergleichbare Menschen zu mir in psychologische Beratung bzw. Therapie kommen, weil sie ja

„AD(H)S hätten“ (bzw. ihnen das die Schule bzw. Vorgesetzte bzw. andere Therapeuten oder wer auch immer hier „attestiert“ hat) merke ich auch immer wieder ganz bildlich, praktisch, wie viel doch Umstände, Sitten, Umfeld usw. ausmacht bzw. ausmachen kann – in einer Stadt zum angesehenen, erfolgreichen Künstler, Therapeuten – bzw. in einer anderen zum „Patienten“ … Bzw. viele Leiter von, auch (kreativ-) pädagogischen, Projekten in Berlin – und wohl auch z. B. Köln, Barcelona, New York und dergleichen- wären anderswo sicher in Förder- oder Sonderschulen gelandet … Das, auch dass da so Vieles und existenziell Entscheidendes wie auch Bildung von Zufall (wo man geboren wird bzw. wohnt, an welche Lehrer, Therapeuten, Ärzte und andere „Fachleute“ usw. man gerät) oder auch Willkür abhängt ist schon wirklich verrückt, pervers, krank (aber nicht die *Opfer* davon!). Auch wenn einige davon, natürlich auch in Berlin, auch therapeut. bzw. ggf. auch etwas medikament. Unterstützung brauchten. Aber das brauchen ja auch heute fast alle Leute, z. B. auch viele Psychotherapeuten (laut einigen Statistiken bis die Hälfte davon selbst oft in Therapie).

Allerdings ist auch immer wieder die immense Zahl, Häufigkeit *falscher Medikamenten-Gabe* unglaublich und immer wieder erschreckend. Alleine ich kenne z. B. auch unzählige Fälle, wo die „Dosis“ erhöht wurde, weil es zuvor nicht zum Erfolg führte. Das half auch nicht, also noch mehr … Bis die Betroffenen dann „erfolgreich“ (?) nur noch wie Zombies durch die Gegend liefen – und so natürlich „keine Probleme mehr machen konnten“. Dabei ist ja oft auch *weniger* mehr - in vielen Fällen ist eine *niedrigere* Dosierung als die ursprüngliche angesagt, dann auch hilfreich(er). *Wenn* es überhaupt Medikamente bedarf … (auch mir selbst wollte ein Fach-Arzt für eine schwerere organ. Erkrankung einmal schwere Medikamente verschreiben, „zweifelsfrei, unbedingt nötig“, viele Jahre lang. Sonst würde bald sicher etwas eskalieren. Ich ging sicherheitshalber noch zu einem anderen Fach-Arzt- der mir ein paar ganz einfache, kostenlose Tipps gab. Seit vielen Jahren bin ich nun völlig beschwerdefrei, ohne Medikamente, die ja ggf. doch auch Nebenwirkungen gehabt hätten..). Und selbst wenn *sind* ja die betroffenen Menschen nicht „ein Problem“! Sondern sie *haben* ein

Problem, das man lösen muss – oft aber eben nicht „in ihnen“ (irgendetwas Krankhaftes bzw. „Persönliches“, Charakterliches, somit auch „psychotherapeutisch“ oder gar mit Medikamenten zu „lösen“ )- sondern an, mit unguten Umständen bzw. anderen Menschen… Manchmal nicht zuletzt auch Pädagogen bzw. Therapeuten, Ärzten. Dagegen(!), gegen diese Umstände bzw. Menschen braucht man dann allerdings vielleicht – bessere – Therapeuten, Unterstützung… Zumal das ja auch oft, ob man will oder nicht, für einen wichtige bzw. (auch über einen) entscheidende Menschen bzw. Umstände sind.
Noch ein Beispiel dazu: Eine junge Frau leidet daran, dass ihr Vater Straßenmusiker ist –das gilt in ihrer, einer kleinen Stadt (wo man heute z. B. oft ja auch Homosexualität weiterhin als „nicht normal“ ansieht, z. B. Vergewaltigung in der Ehe aber vielleicht manchmal schon…) als total asozial. Sie wird in der Schule gehänselt ... Vom Lehrer ungeschützt … Und landet in Therapie (weil sie dann natürlich auch unruhig, traurig wird …). Jahre lang. Kaum hilfreich. Sie „braucht“ Medikamente, ist hin und her gerissen, denn eigentlich liebt sie ihren auch sonst für sie tollen und lieben Papa und seine Musik, das gilt ja aber als "bäh“ ... Sie ziehen um, nach Berlin.. In eine große Stadt, alternativen Stadtteil dort. Dort gelten Straßenmusikanten als Künstler. Das Mädchen wird bewundert für ihren Vater, ist happy ... Wird eine der besten in der Klasse. Braucht nie wieder Medikamente. Ihre letzten schickt sie an ihre alte Klasse – inklusive dem Lehrer dort - mit einer Karte "IHR seid krank, asozial, Spießer"! Sie ist heute übrigens selbst, ich denke erfolgreiche, Therapeutin … In der anderen Stadt wäre sie wohl selbst in der Psychiatrie gelandet…

Dadurch, dass ich in verschiedenen Städten arbeite bzw. gearbeitet und gelebt habe lerne ich auch immer wieder, dass oft ein Umzug – ggf. ja auch nur in eine andere Klasse, Abteilung, Kita usw. - bei angeblich persönlichen ( also „in der Person liegenden“) Problemen schlagartig helfen kann. *Durch Ändern des Umfeldes bzw. der Umstände.* Wo also auch klar wird, dass keinesfalls immer Probleme nur oder alleine in einem Menschen allein zu suchen sind, oft sogar überhaupt nicht. Sondern mehr oder nur in der Umwelt begründet.. Mit dieser Erkenntnis muss man als Lösung dann auch nicht unbedingt umziehen (auch wenn, s. oben, oft ein kleiner Wechsel z. B. der Kita- oder sonstigen Gruppe, Klasse, Abteilung usw. oder kl. Änderung bzw. Aussprache dort sehr helfen kann, ggf. mit Unterstützung). Man kann aber natürlich aber auch so „nur" eine ganz andere Haltung bekommen auch in seinem Selbstwertgefühl und Selbstbewusstsein- wenn man sich selbst, alleine, weniger oder gar nicht als das „Problem" sieht. Und so – unheimlich Kraft fressende – (Selbst-)Vorwürfe, Zweifel ablegen und auch viele neue Kräfte, Selbstwertgefühl gewinnen kann- als sich auch selbst als *guten, starken* Typ, Menschen erkennend- auch mit völlig *berechtigten* Ansichten, Bedürfnissen, Verhalten, völlig im Recht usw. , oft auch besser als seine Kritiker (was auch z. B. hilfreich gegen falsche bzw. generell „AD(H)S-Stigmatisierung" oder dergleichen sein kann). Bzw. auch gegen Andere, die sich als so toll bzw. im Recht, besser (funktionierend") bzw. als etwas „Besseres" fühlen ... Man kann sich auch mehr, bessere Unterstützung suchen, einfordern (als das auch *berechtigt* sehend) und Gleichgesinnte suchen. Oft auch beruflich bzw. auch andere Betroffene (auch Eltern) usw., die einen auch besser verstehen und würdigen können, auch mit gegenseitiger, auch emotionaler, Unterstützung. So ein neues, anderes Umfeld ist auch *sehr* oft von ganz entscheidender Bedeutung. Wo man auch - ganz wichtig – mehr Verständnis und Wertschätzung, statt auch noch Vorwürfe, bekommen kann –bzw. auch dummes Angemache bis hin zu Mobbing,... Ja ganz entscheidend wichtig! In einem Umfeld, das die Fähigkeiten, Wünsche und Träume, Kreativität, Individualität und Sensibilität von Menschen, Lebewesen verkennt können diese aber natürlich nicht soweit kommen wie es eigentlich möglich wäre! Zumal sich kein Mensch für verständliche menschliche Bedürfnisse, Sehnsüchte, Träume rechtfertigen muss- bzw. gar „entschuldigen"!

Eines meiner diesbezüglichen Lieblings-Beispiele, auch für Macht schlechter bzw. besserer Therapeuten (oder sinngemäß auch Pädagogen): Das „Clown"- Beispiel, sicher auch ganz wichtig für viele Menschen:

Ein Mann, 35, kommt zu einem Therapeuten - in dem Fall Ihnen - und erzählt, dass er schon bei 10 Therapeuten war zuvor, 20 Jahre (!) in Therapie insgesamt. Keiner konnte ihm helfen bei seinem Problem, dass er schon seit Schulzeiten immer der Clown, „Kasper“, war. Keiner der Therapeuten, zu denen er auch oft geschickt wurde, konnte helfen. Selbst Kliniken, Ärzte, Medikamente nicht. An deren Nebenwirkungen leidet er auch zunehmend. Was würden Sie mit diesem Mann tun?

A.) Nochmals Verhaltens-/Anpassungsübungen, Medikamente,... Der hat doch sicher auch „ganz klar“ AD(H)S, er braucht „natürlich“ Medikamente, auch noch für die Nebenwirkungen,... Na klar (oder auch nicht?!)

B.) Ihn zum 1.Mal (!) in seinen Leben fragen, ob ihm seine Ausbildung / Beruf bisher überhaupt Spaß macht(e) oder er z. B. nicht lieber einmal etwas machen will, was mehr seinem *Talent, Neigungen, Bedürfnissen* entspricht?

Dieses Beispiel sollte grundsätzlich sehr zum Nachdenken anregen. Was auch schon für sehr viele Menschen in meiner Praxis *sehr* hilfreich war. Der Mann gab mit 35 Jahren seinen nie geliebten Beruf auf, wurde tatsächlich- zunächst nebenberuflich und später, da sehr erfolgreich und gefeiert, hauptberuflich Clown. Er brauchte nie wieder Medikamente und war dann sicher viel glücklicher als viele Therapeuten und Pädagogen zuvor, die sein "Problem" behandeln bzw. „in den Griff bekommen“ wollten. Und solche Geschichten gibt es in zig Varianten , Themen, sehr, sehr erschreckend, oft. Wo völlig, wenn vielleicht auch nicht ganz so offensichtlich, an Zielen, Träumen, Bedürfnissen, kreativen Seiten, Stärken – nach denen erschreckend oft *nicht einmal* gefragt wird, manchmal bis ins hohe Alter nicht - hinweg beraten bzw. therapiert wird. Wenn Menschen sogar auch ihren Weg in irgendeiner Form schon ausleben (könnten) - aber dafür eben nur von anderen Menschen zu wenig Verständnis finden- und eher den Bekanntenkreis, ggf. auch Job wechseln sollten, mit dann mehr Verständnis, Anerkennung, Aufmerksamkeit, weniger Vorwürfen usw.- statt Medikamente schlucken.. Und damit oft doch nur zu sehr ihre eigentlichen Sehnsüchte, Bedürfnisse, Träume, Stärken „schlucken“. Die viel mehr (hervor)gefördert werden sollten…

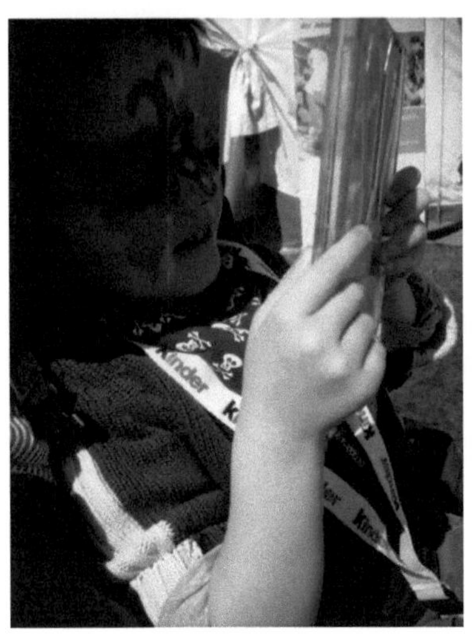


Denn, worauf beispielsweise auch Erich Fromm hingewiesen hat (in seinem Buch „Authentisch leben“, S. 78 ff.): Menschen verwenden ihre ganze Energie darauf das zu bekommen, was sie (erreichen) wollen. Wie er auch dort anführt wissen die meisten Menschen aber gar nicht, was sie wirklich wollen...( bzw. selbst wenn es bekannt ist wird das zumindest nicht gefördert- eher blockiert bzw. es wird einem etwas eingeredet was „gut“ für einen ist *fremd*bestimmt, was ja nicht „*selbst*bewusst“ machen bzw. gemacht werden kann). Also kann ihre Energie auch nicht optimal Ziel gerichtet eingesetzt werden und viel zu viel verbrennt eben auch, bis hin zum Burn-out oder z. B. auch „Depressionen“ oder „Unruhe“, weil man nicht weiß wohin der Weg gehen soll... Sich Energie also auch anders entlädt bzw. „verbrennt“. Bzw. man darf „my way“, seinen Weg, nicht gehen, nicht „I am what I am“ sein – was ja auch (Seelen-) ruhiger machen könnte ... Oder auch noch nicht geförderte, auch kreative, Kräfte in einem schlummern, die gerne einmal herauskommen würden aber nicht können, dürfen... Ohne das zu klären kann ja aber also auch eine Beratung oder Therapie oder auch Schule, Ausbildung usw. nicht optimal zum Erfolg, Ziel führen!

Wo auch etwas zum Problem gemacht wird womit die Menschen eigentlich gar nicht so ein Problem haben (müssten), wenn man einfach normal, anständig, sinnvoll damit umgehen würde (zumindest nicht blockierend, wenn schon nicht –natürlich noch besser- fördernd). Also eher (nur) der Umgang (der anderen) damit das Problem ist. Z. B. auch mit Homosexualität oder auch „Behinderten" (AD(H)S wird ja zumindest faktisch oft als „Behinderung" gesehen) – wo ja auch gilt „man ist nicht behindert, man *wird* behindert" -zumindest durch zu wenig Förderung bzw. auch „nur" Verständnis! Oder Menschen, die einfach etwas anders, besonders sind im Gegensatz zur sonstigen Gesellschaft. *Was ja aber nichts Schlechtes sein muss* oder dass die schlechter sein müssen als die anderen – oft im Gegenteil, s. dazu auch oben und noch Folgendes... Die können ja auch „nur" besonders, auffällig *gut* sein! Wie eben auch z. B. Einstein, dem auch etwas wie ADHS zugeschrieben wurde, der auch nicht so gut in der Schule war, auch wechseln, umziehen musste - auch da dort letztlich seine besonders guten Seiten *zu wenig Aufmerksamkeit erfuhren – darin* besteht ja oft das *Defizit*!
Oder auch „nur" an Wissens- Defiziten. Dass z. B. aggressives, „störendes", unruhiges usw., vermeintliches „A(D)HS"- Verhalten von Jungs in Kita und Schule wohl nahezu immer viel eher darauf zurückzuführen ist, dass es noch viel zu wenig an „geschlechtsspezifischer", gerade auch männlich-spezifischer, Pädagogik gibt in der Praxis kann man leicht erkennen wenn man- vgl. bei Interesse Weiteres dazu dort- z. B. Astrid Kaiser dazu liest. Das ist nämlich wohl fast immer *nicht* Folge von „A(D)HS" – sondern Folge von zumindest teilweise oder völlig falschem Umgang mit „jungenspezifischem" bzw. „männlichem" Verhalten bzw. Verkennung, was das wirklich ausdrückt – z. B. Unsicherheiten, Ängste, Überforderungen usw. (der Kinder aber oft auch der Pädagogen). Alleine bei Kaiser sind hier aber auch unzählige Beispiele, Hinweise zu finden, wie man dem methodisch gut begegnen kann. Auch ohne großen- bzw. gar keinen – Aufwand, teilw. auch „nur" durch besseres Verständnis. Diesbezügliche Fortbildungen, Supervision und dergleichen für Pädagogen würden aber weitaus weniger kosten als sonstige „Maßnahmen" bzw. Medikamente usw. für die Kids - und wären viel,

viel, viel wirksamer, auch an eigentlichen Ursachen ansetzend, die eben nahezu nie „in" den Betroffenen liegen!

Und ja, auch gute „Verhaltenstherapie" kann oft helfen. Auch oft (teilw.) Medikamente ersetzen. Aber bitte auch nicht nur mit dem Ziel immer nur zu „Funktionieren", sich (und seine Bedürfnisse, Wünsche, Träume usw.) dabei zu viel zu verlieren- das macht auf Dauer sicher auch- oder noch mehr- sehr unzufrieden, krank.

Der o. g. „Clown" brauchte übrigens dann nur noch etwas Hilfe, Rat. Bezüglich seiner Sorge, dass er dann ja aber immer lustig und gut drauf sein müsste wenn er „nur noch Clown" sein würde. Da half aber auch einfach die Tatsache, dass ja natürlich auch Clowns nicht immer nur gut drauf und lustig sein müssen, ja selbst bei ihrem Auftritt nicht (ebenso wie ja auch jeder (!) Mensch oft auch unruhig, schlecht oder launisch, auch mal aggressiv drauf ist..). Und sie ja auch eine extrem wichtige, hilfreiche Eigenschaft haben bzw. vorleben: Dass sie über ihre eigenen Schwächen, Fehler, Dummheiten lachen können. Was sie ja auch zu so starken und sympathischen Typen macht...

Das kann man aber natürlich auch nur, wenn man ansonsten genug Applaus (Wertschätzung) bekommt und auch nicht zu viel von anderen nur an seinen Fehlern bzw. (vermeintlichen, auch wenn die ja auch jeder Mensch hat, Nobody is perfect!) Schwächen gemessen wird - und dann traurig wird bzw. (auch) aggressiv, gegen sich oder ggf. auch Mitmenschen ( so wie auch z. B. der „Clown", obwohl er zu Beginn ja auch einfach „nur" besonders fröhlich war … ).

Oder auch gemessen an einfach unsinnigen pädagogischen, psychologischen (Lehr-) Meinungen. Im Vergleich zum pädag. Verständnis im 18., 19. , teilw. noch 20. Jahrhundert wird heute ja schon offiziell sozusagen zum „mehr AD(H)S" haben in Schulen aufgerufen – wenn man nicht mehr (ganz) so stramm sitzen bzw. stehen muss wie damals, also „unruhiger" sein darf, soll – bzw. teilweise auch etwas kreativer, lebendiger, mit nicht mehr nur stramm sitzenden, folgsamen „Frontalunterricht" usw.

Trotzdem gilt „zu viel" (?) – zumindest individuelle - Lebendigkeit, Unruhe dann aber doch wieder schon als nicht gut, normal, bis hin zu

AD(H)S. Es bedarf ja doch auch schon viel Ordnung, Disziplin zum Lernen, nicht wahr? Das ist doch auch pädagogisch „unumstritten".

Nun ja. Das ist es sicher *nicht.* Vielleicht bedarf es ja auch doch noch etwas weniger... Bzw. mehr Kreativität, Menschlichkeit, Herzlichkeit... Ggf. sind ja auch die (strikt) Ordnungs-Fanatiker auch einfach nicht die kreativsten Menschen, Pädagogen (und sollten eher auch *sich selbst, ihre mangelnde Kreativität, Lebendigkeit, Kompetenz, vielleicht auch Sensibilität* mehr hinterfragen.. Zumal ja kaum etwas wichtiger ist pädagogisch als die *Vorbild*funktion und *Beziehung* zwischen „Erzogenen" und „Erziehenden", wenn man das überhaupt so starr getrennt betrachten will)? Vielleicht ist (spätestens) im 22. Jahrhundert bzw. schon (hoffentlich viel) früher das, was heute als „AD(H)S" gilt, eben auch einfach ein kreativeres Lernen bzw. Menschsein als heute... Oder konnte man sich im 18., 19. Jahrhundert Schulen mit ja immerhin doch etwas lebendigeren Lernformen wie heute vorstellen? (auch wenn früher ja auch nicht alles schlechter war... Und z. B. Kinder heute oft viel weniger „Austobmöglichkeiten" haben, auch außerschulisch – was natürlich auch unruhig machen kann... Dass es heute z. B. 4 Mal mehr Autos als Kinder(!) gibt in Deutschland mit entsprechend viel zu wenig Plätzen usw. für Kinder kann schon beunruhigen, auch Eltern... ).

Allerdings finde ich manchmal schon zumindest nahezu lächerlich, wenn z. B. Pädagogen und Therapeuten vehement vertreten, wie sehr beim Lernen doch, recht starr, Ordnung, Disziplin nötig sind ... Und am Abend in der Kneipe – manchmal lauthals grölend- sich z. B. am schönen Spiel des FC Barcelona erfreuen, der zumindest mit erfolgreichsten und beliebtesten Fußball-Mannschaft der Welt, Vorbild auch für die besten deutschen Vereine. *Auch konditionell, technisch, taktisch, von (Spiel-) Disziplin* usw. her zumindest die mit am besten ausgebildete. All das aber nicht durch starres Disziplin, Kondition usw. pauken bzw. bolzen. Sondern durch einzigartig *spielerisches, kreatives* Lernen, selbst Kondition erarbeiten immer nur spielerisch (mit Ball statt manchmal sonst nur stupiden Konditions-Bolzen). Vielleicht ist das, Kreativität, Lebendigkeit doch nicht so hinderlich zum Lernen, *auch von Ordnung, Disziplin,...* mit Freude, Spaß, Kreativität, Lebendigkeit dabei? Auch so mehr mit *innerer* Überzeugung, auch der Notwendigkeit, des Sinns- also mehr „verinnerlicht“- worauf es letztlich natürlich ja auch entscheidend ankommt… Vielleicht gerade das, so, auch der Weg zum größten Erfolg? Nicht nur bei Sport, auch sonst bei Lernen? Selbst z. B. „Mathe“-Erfolge, ob man sich darauf konzen-trieren kann, hängt nach neuen Studien primär von *Spaß*, *Motivation* dafür (z. B. durch Lehrer) ab, nicht Intelligenz!

By the way galt Fußball zu Beginn in Deutschland, zu Kaisers Zeiten dort, ja zunächst auch als („Engländer“) Krankheit… Krankhaftes „Rumgezappel“. Mit zig Millionen deutschen Fans heute… (und wo ist der Kaiser heute… hat der noch Anhänger? Kaum… „Kaiserlich-autoritäre“ Pädagogik aber leider doch noch einige, wenn auch nicht so offensichtlich, klar erkennbar…). Und auch andere Dinge, die zunächst als „Teufelswerk“ bzw. asozial, schädlich, „unnatürlich“ galten (wie z. B. Jeans, die „Pille“ , Rock-Musik etc. sind heute ja Allgemeingut- auch an Schulen, dort sogar pädag. Mittel z. B. in Musik- AGs… An vielen wird z. B. nun auch Rap, Hip-Hop und dergleichen zum Erlernen mathemat., grammatik. usw. Regeln genutzt, für viel bessere Leistungen aber auch weniger Aufmerksamkeits-Probleme, „A(D)HS“!). Andererseits ist ja erst seit wenigen Jahrzehnten „körperl. Züchtigung“ als „Erziehungsmittel“ in Deutschland verboten… Auch Wahlrecht für Frauen –bzw. überhaupt auch für Arbeiter, Angestellte, Bürger- gibt es hier noch gar nicht so lange… Viele selbstbewusste Frauen wurden früher auch als „nicht normal“ betrachtet bzw. noch früher ja sogar als Hexen bzw. „Ketzer“ verbrannt… Ebenso wie viele Demokraten, Humanisten oder auch Entdecker, Wissenschaftler usw. Zeiten, Sitten, Ansichten auch von „gut“ oder nicht“ ändern sich mit der Zeit, manchmal auch relativ schnell- und das ist oft ja auch gut so!).

Und wo wäre z. B. „Lady Gaga“ gelandet, wenn sie nicht in New York leben-und heute weltweit zig Millionen Alben verkaufen- würde? Sondern in einer anderen amerikanischen, deutschen, … Stadt. Klar- man kann sie (oder wen, was auch immer) mögen oder nicht. Aber an einem Ort, einer Umwelt wird man „Kult“, gefeierter Mega-Star- am anderen wohl für wirklich „gaga“, „verrückt“ erklärt… Bzw. als „verhaltens-auffällig“ behandelt. *Als gleicher Mensch…* Liegt es dann wirklich (nur) am Menschen oder (mehr) an der Umwelt?!

Und natürlich gibt es nicht nur in etwas liberaleren, innovativeren, lebendigeren, kreativeren Städten wie (unterm Strich) Berlin, Köln, Barcelona und dergleichen – auch die bei „PISA-Studien“ weit vor Deutschland liegen - auch Therapeuten und Pädagogen, die da zum Glück auch etwas anders, kritischer bzw. innovativer, kreativer, lebendiger, menschlicher drauf sind, gegen den sonstigen Strom/ “Mainstream“ schwimmen, auch erfolgreich und zum Wohl vieler Menschen. Auch in Deutschland, auch jenseits der Metropolen. So z. B. ein ganz toller, engagierter, Lehrer aus einer etwas kleineren deutschen Stadt, der mir neulich in einem Mail-Wechsel zum Thema u. a. auch Folgendes schrieb: „ Ich bin mir ziemlich sicher, dass ich heutzutage als Schüler auch Ritalin bekommen würde. Glücklicherweise hatte ich immer genug Interessen die meinen eigenen “Zappelphilipp“ in Bewegung hielten. Risikosportarten hatten es mir daher auch angetan. O. k. - für die Knochen nicht immer schön....aber ich möchte die ganzen Erfahrungen und Erlebnisse wirklich nicht missen... Das ist Leben... Das spürt man besonders, wenn man seinen „Hintern“ gerade noch so gerettet hat. Ich verstehe, dass Jungs so etwas brauchen. Die Spielkonsole ersetzt so etwas nicht wirklich... nur unwirklich. Daher sammeln sich bei mir in der Schule ja auch immer "Schlimme Kids" mit denen ich wunderbar klar komme. Ich bin entschiedener Ritalingegner. Da werden Drogen legal auf Rezept an Kinder verkauft. Ich denke auch, dass die meisten Kinder, die das Zeug nehmen, fehldiagnostiziert sind. Ist aber ja so schön bequem für alle Beteiligten. Und den Kindern braucht man sich dann nicht mehr so zuwenden. Das kostet ja Zeit. Schlucken geht schneller. Und jetzt auch für Erwachsene... unfassbar... Na ja , die Kids werden ja weniger, da muss man den Markt für das Zeug erweitern …(…)“. Ja… Wie auch beispielsweise bei Degen zu lesen, auch auf (immer mehr) Psychotherapeuten bezogen, die ja auch „Arbeit brauchen“ bzw. „erweiterte Märkte“…

Natürlich muss auch nicht jeder so denken, fühlen bezüglich etwa Extremsport, den mögen usw. Nur wer s mag, why not? (ebenso wie man ja auch Ruhigeres mögen kann und nicht nur, vermeintlich, immer nur „Mainstream-Hippes“). „Der“ TV- Brüller 2012 war ja z. B. der Sprung eines Menschen aus dem „Space“. Mehr Extremsport geht ja kaum. Auch das wollten – und vor allem könnten – die meisten anderen Menschen ja sicher auch nicht machen. Aber warum bewundert man so etwas dann auf einmal wieder – und warum schickt man den oder auch Rennfahrer, Vettel, Schuhmacher usw., nicht nur die auf „roten Büffeln“ fahrend, nicht auch auf die therap. Couch? Ist vielleicht nicht sogar eher etwas „crazy“, was *die* machen? In dem Tempo recht unruhig um die – bzw. auf die- Welt brettern? Das ist aber plötzlich keine negative „Auffälligkeit“ mehr?

Das wäre ja aber auch unzweifelhaft Wahnsinn, ginge auch nicht, wenn sie es nicht unter passenden Umständen machen würden- z. B. auf der Landstraße statt auf der Rennstrecke. Aber gilt das nicht auch z. B. für „AD(H)S-ler“ – vielleicht bräuchten die auch nur andere Rahmenbedingungen, Begleitumstände ... Oder auch nur andere Menschen in ihrem Umfeld, die ja auch das „Umfeld“ mit prägen (können), auch in Schule, Beruf usw.? Ich denke z. B. auch, dass die Schüler unter o. g. Lehrer sich sehr gut entwickeln können, auch ohne Medikamente. Aber bei einem anderen? Da „brauchen“ sie die dann auf einmal „unbedingt“? Kann man „un*beding*t“, also auch *Beding*ungen, nicht ändern, sind *die* nicht eher, meistens nur das Problem – auch z. B. Arbeits-Bedingungen für Lehrer, dass die dann nicht genug Aufmerksamkeit für alle Schüler haben können? Aber darf es sein, dass so viel vom Zufall oder von der Herkunft- gerade auch in Deutschland (spätestens seit PISA-Studien ja bekannt), ob man gut gefördert wird oder nicht?! Oder auch einfach „nur“ an Vorurteilen bzw. Einstellungen. Zumal nach W. James, ein Begründer US- amerikanischer Psychologie: "Die größte Entdeckung meiner Generation ist die, dass der Mensch nur durch Änderung seiner Einstellung sein Leben ändern kann." Aber natürlich auch nur mit dabei Hilfe-auch von Pädagogen, Therapeuten usw.- mit richtiger Einstellung (und nicht Vorurteilen usw.) – bzw. nicht zu wenig förderliche Umstände, Bedingungen... Die ja auch von Menschen mit bestimmten Vorstellungen, Einstellungen (bzw. Vorurteilen) gemacht werden... Oder von „Schicksal“ (?) abhängt, Herkunft – oder auch ob man an den „richtigen“, guten Fachmann gerät ... Oder nicht, teilweise auch wirklich nur durch Glück/ Pech? Ohne das zu berücksichtigen kann man Menschen überfordern mit

„positivem Denken“, zu viel „Yes, we can“… Dass man auch nicht alles erreichen kann, Vieles auch von Umständen, Bedingungen abhängt erfuhr nun ja auch ein Mr. Obama…

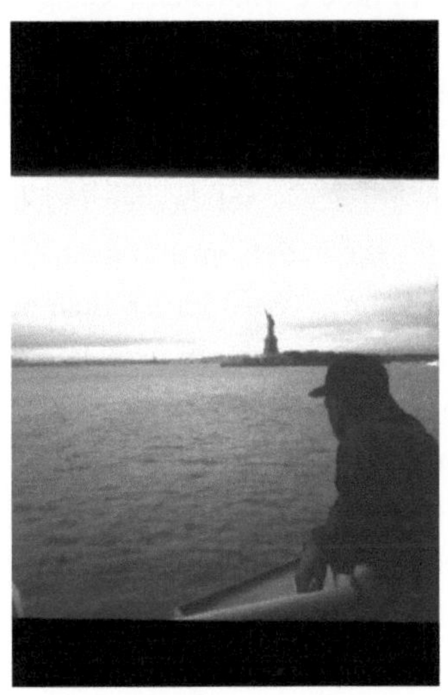

Das ist in Deutschland ja auch nicht anders. Bzw. gerade hier ein Haupt-Problem… Hier gab es ja auch z. B. auch noch keinen Präsidenten mit „Migrationshintergrund“, hängt auch noch sehr viel von, auch sozialer, Herkunft, ab bekanntlich.
Bzw. auch zum Beispiel dem „Pech“ einfach nicht (mehr), zumindest oft nicht, zutreffender „Welt-Bilder“… Z. B. dass (fast) immer die Männer (und Jungs) die „gewalttätigen“, aggressiven sind. Und Mädchen, Frauen (fast immer nur) Opfer. Auch z. B. in Beziehungen. Das kann natürlich sehr oft sein. In der Regel gehören aber schon beide dazu. Und auch Männer sind unglaublich oft Opfer von, auch z. B. häuslicher oder sexueller, Gewalt inklusive Vergewaltigungen.

Wie z. B. auch in der "Zeit" vom 8.3. 09 mit Beispielen und wissenschaftl. Untersuchungen belegt. Mit Fazit "Männer sind Täter, Frauen Opfer. Dieses Klischee stimmt nicht mehr. Auch Frauen üben Gewalt aus. Die Bereitschaft, darüber zu reden, ist allerdings immer noch gering".

Wozu nicht nur Männer, Jungs sondern auch Frauen, Mädchen (-Gangs) an, auch brutalster körperlicher, Gewalt fähig sind ist z. B. doch auch in Berlin alltäglich zu sehen. Aber auch „nur", dass Frauen bzw. Mädchen ja auch mit kleinen „Sticheleien", Bemerkungen, noch so höflich formuliert, ja auch verbal sehr attackieren können- viel besser (auch klingend) als Männer, Jungs- was die auch sehr verletzen und deshalb verletzt, gekränkt, hilflos, aggressiv machen kann... Wird leider auch in Kitas, Schulen aber z. B. auch bei Familiengerichten, Ämtern usw. kaum beachtet (oder auch „nur" bei Paarberatungen, Paartherapie – statt hier beider Verhalten und Aggression und Ursachen davon, auch Dynamiken usw. zu beachten, auch bezüglich so dann möglicher Lösungen). Wo oft nur dem Mann, Jungen, männl. Jugendlichen dann Anti-Aggressions-Kurse – oder Medikamente, wie auch für „AD(H)S" - nahegelegt werden... Dass dann aber übersehen wird, dass Aggression, Attacken ja auch mit von Frauen bzw. Mädchen ausgehen (können) ist natürlich auch fatal, so eine ungerechte Beurteilung kann alleine auch schon aggressiv machen. Wie eben auch sonst das weibliche „gekonnte" subtile „Sticheln". Dass das (aggressive) unruhig, „zappelig", laut werden, Gestikulieren usw. der männl. Beteiligten, manchmal auch wirklich nur Opfer, dann aber auch eher (nur) eine Reaktion auf die weibl. „Attacke" ist sollte zumindest eigentlich ein Pädagoge bzw. Fachmann bzw. Fachfrau auch beim Amt usw. wissen – bzw. wissen wollen... Aber auch hier kann man es sich ja auch wie beschrieben einfacher machen, „Probleme lösen" (vermeintlich). Auch als Lehrer(in) – zumindest an Grundschulen ja noch ganz klar in der Mehrzahl, auch in Kitas zumeist Frauen- usw. dann eben die „aggressiven Jungs" eher zum „AD(H)Sler" machen, abstempeln mit oft Lebens-langen Folgen (obwohl die vielleicht auch nur von Mitschüler*innen* zur Unruhe, Weißglut „gestichelt" wurden)? Natürlich kann –und wird - auch unzähligen Mädchen, Frauen zu Unrecht hier nur etwas wie auch AD(H)S

„angedichtet" oder sonst, nicht zuletzt auch in Deutschland, Unrecht getan, werden auch diese auch gesellschaftlich sehr benachteiligt usw. was ich natürlich auch sehr kritisch sehe- da AD(H)S ja aber angeblich viel mehr Jungen, männliche Jugendliche, Männer betrifft (angeblich) hier etwas mehr kritische diesbezügliche Anmerkungen dazu, auch hier noch nachfolgend (woran das liegen könnte, bei denen, zumindest sehr oft zu Unrecht, unzutreffend. Auch als Beleg dafür, dass die Diagnose sicher sehr oft zumindest teilw. falsch ist- dann ja sicher auch zumindest oft bei vielen auch weiblichen Betroffenen).

Aber auch viele Frauen, Mädchen – und Männer, Jungs -werden z. B. von Männern (oder auch Frauen) in der Familie bzw. Partnerschaft oder Schule, Ausbildung, Beruf usw. wirklich gequält, ausgebeutet, ausgenutzt, missachtet usw. bzw. haben wirklich ein Defizit an Aufmerksamkeit … Zuwendung … „Fürsorge" dort (auch z. B. von Eltern oder eben auch, wohl öfters, Vorgesetzten, Chefs… die dazu ja eigentlich auch verpflichtet sind). Was natürlich auch depressiv bzw. unruhig, aggressiv, „zappelig" usw. werden lassen kann. Aber wer ist dann wohl beim Therapeuten oder Arzt zu finden, wem wird dann oft ein „Problem" angedichtet, Tabletten gegeben gegen die „Teufel in (???) einem"… Statt etwas gegen solche krankmachenden, höllischen *äußere* Umstände bzw. Menschen, die Ursachen also, zu machen bzw. *denen* „(nachzu) helfen"? Statt letztlich nur an deren Opfern „rumzudoktern" bzw. „rumzutherapieren"… Was auch nicht o.k. ist.

Und in Untersuchungen finden unterschiedliche Therapeuten ja auch regelmäßig teilw. sogar zig (manchmal vollkommen) unterschiedliche Ursachen/behandelbare Krankheiten- bei o. g. Beispielen würde z. B. ein FDP- wählender Therapeut ja doch eher weniger das Problem beim Chef sehen als z. B. ein gewerkschaftlich organisierter (vgl. auch z. B. -das, auch an dt. Universitäten genutzte und angesehene, Lehrbuch der- „Psychologie" von P. G. Zimbardo, S. 629 ff. , dazu). Je nach Ansatz bzw. auch ihrer fachlichen oder noch mehr Welt-Anschauung (wobei es natürlich auch überall „solche und solche" gibt, bei allen Kulturen, Geschlechtern, Wählern usw.). Oder auch einige davon gar keine, nichts „Krankhaftes" – bei ja oft auch, siehe oben, eigentlich gar nicht krankhaftem oder schlechtem Verhalten! Ein auch sehr Aussage kräftiges

Beispiel dazu (auch zu finden bei Zimbardo, S. 630 f.): In den USA machte ein Therapeut, David Rosenhan, mit 7 anderen Menschen einen Versuch: Sie - alle vollkommen gesund - lieferten sich mit vorgetäuschten Halluzinationen in verschiedene psychiatrische Kliniken ein. Und wurden dort dann *deshalb* von allen behandelt, als ob sie wirklich krank, depressiv usw. wären – obwohl sie sich dann vollkommen normal, gesund, zufrieden,... verhielten. Alles, was sie sagten wurde als "Widerstand" gegen die Einsicht in ihre Krankheit betrachtet und behandelt, teilweise mit Medikamenten oder zumindest Verpflichtung zu Verhaltens- Therapie usw. ! Auch hier gibt es also gewaltige Vorurteile bzw. Vor- „Abstempelungen“. Bzw. zumindest „Betriebsblindheit“. Gerade auch bei „A(D)HS“. So auch nach dem Motto „einmal A(D)HS, immer A(D)HS“- was natürlich auch unsinnig ist. Zumal viel zu oft dann gar nicht mehr der Mensch gesehen wird- geschweige denn dessen (jeweiligen) Umstände in Beziehungen, Job usw., ggf. auch Konflikten dort- die nahezu jeden Menschen unruhig bzw. „schlecht drauf“ machen würden, wogegen aber natürlich auch nicht nur bzw. noch mehr Medikamente helfen! Und auch wenn man von Irgendjemand – selbst Fachleuten – bestätigt bekommt, dass man eine Krankheit bzw. „Makel“ hat sollte man das durchaus auch, siehe oben, kritisch betrachten bzw. hinterfragen. Und Zimbardo warnt an dieser Stelle (S. 630 ) auch zurecht eindringlich – *ganz, ganz wichtig* - dass die Entscheidung eine Person für psychisch krank, gestört zu bezeichnen auch ein Urteil für, über diese ist „und häufig ist es das Urteil über einen Menschen, der über weniger Macht oder einen geringeren sozioökonomischen Status verfügt“. Auch das ein sehr, sehr wichtiger, mahnender Aspekt- nicht nur für Betroffene, sondern eben natürlich auch für Therapeuten, Pädagogen, Berater, Gutachter (auch bei Behörden, Ämtern usw.)!. Gerade auch in Deutschland, wo (s. oben) Herkunft ja generell schon viel zu viel entscheidet. Bzw. Psychologie und Pädagogik gerade ja auch in Deutschland schon viel zu oft benutzt wurde, um unliebsame, nicht in Normen bzw. Ideologien, „herrschendes Denken“ herein „passende“ Menschen abzuwerten mit oft fatalen, grausamen Folgen (z. B. zu Hitler- und Honecker-Zeiten).

Zumal –nicht nur aber gerade auch bei „AD(H)S" – auch Forscher ja in der Tat immer wieder vor übereilten bzw. falschen, Fehl- Diagnosen- eher als Regel statt als Ausnahme- warnen. Das kann natürlich, leider, immer einmal, auch dem besten Fachmann, bei bestem Willen, passieren. Auch deshalb ist zumindest eine 2. Meinung nicht schlecht. Aber wenn die Zahlen in die Millionen gehen ist das natürlich nicht akzeptabel (zumal ja schon *eine* Fehldiagnose fatale Folgen haben kann, für „nur" einen Menschen zumindest, was schlimm genug ist. Zumal das in der Tat auch alle Menschen angeht: *Es gibt keine großen Entdeckungen und Fortschritte, solange es noch ein unglückliches Kind auf Erden gibt"* (A. Einstein). Und ja auch noch zudem viel zu viele ältere Opfer ... Und den „AD(H)S"-Stempel, zumal zu unrecht, aufgedrückt zu bekommen kann sehr unglücklich machen ... Ebenso wie natürlich auch z. B. Not und Armut. Dass diese sich sogar, gerade, auch in Deutschland, nicht „nur"- mehr als schlimm genug- sozial sondern (zusätzlich) auch ganz materiell zunehmend verfestigt ging z. B. Ende 2012 ja auch wieder durch die Medien. Mit div. Belegen dafür, z. B. von Wohlfahrtsverbänden. Auch Mangelernährung – und ein sorgenfreies Leben, gute Ernährung für sich und Familie können heute ja selbst die meisten Berufstätigen in Deutschland kaum noch oder gar nicht finanzieren - kann ja aber zu AD(H)S (-ähnlichen) Symptomen führen, Zukunftsängste natürlich auch unruhig werden lassen... Das ist aber ja auch keine nur „psychotherapeutische" sondern auch soziale, politische Frage, auch der Verteilung von Mitteln in einer Gesellschaft (wo auf der anderen Seite ja Reiche immer reicher werden, gerade auch Deutsche- wie nun z. B. zuletzt auch wieder im offiziellen „Armutsbericht" Deutschland dokumentiert).

## IV. Fehldiagnosen sind eher die Regel (statt große Ausnahmen)

Und manchmal könnte man wirklich auch einfach etwas mehr Sachverstand – bzw. gesunden Menschenverstand, bitte auch mehr unter „Fachleuten"- walten lassen um zigfache verheerende Folgen für Menschenleben zu vermeiden. Es gibt ja auch wirklich solche und solche, unterschiedliche Menschen. Zum Glück. Auch solche, die sich etwas früher oder später entwickeln. Die ruhiger oder lebendiger sind bzw. sich mit der Zeit so entwickeln. In einem schönen kleinen Kinderbüchlein („Medizinmann Stiller Träumer" von Barbara Warning) wird auch sehr schön beschrieben, wie ein Indianer-Häuptling seinem Sohn vorwirft, dass der nicht auch „ganz normal" ein Krieger werden will, kämpfen, zur Jagd gehen (wie auch sein Bruder). Er wäre ja unnormal... Am Ende wird er viel geachteter „Seher", Medizinmann, seine „verträumte", sensible Seite geschätzt und bewundert...

Und gerade auch bezüglich „AD(H)S" muss das beachtet werden, auch aus Vorsicht vor ansonsten *unzähligen Fehldiagnosen.* Auch bei – um nur ein weiteres Beispiel zu nennen, es gäbe noch viel mehr- früh eingeschulten Kindern.

Bei diesen wird nämlich auch besonders häufig eine „Aufmerksamkeitsstörung" diagnostiziert und behandelt. Aber meistens nur weil ihr, im Verhältnis zu älteren Mitschülern, „unreiferes Verhalten" irrtümlich als krankhaft interpretiert wird. Dabei liegt es eben nur am –eigentlich auch schon für Laien (!) logisch- jüngeren Alter. Wie nun auch kanadische Forscher in einer Studie mit fast 1 Million Grundschulkindern herausgefunden haben. Das berichteten Wissenschaftler im Fachmagazin „Canadian Medical Association Journal" (doi:10.1503/cmaj.111619, auch zu finden unter ww.netdoktor.de/News/ADHSFehldiagnose-bei-frueh-1136550.html ). Analysen bestätigten demnach Befürchtungen, dass die normale Spannbreite des Verhaltens von Kindern zunehmend mit Medikamenten behandelt werde, so der Erstautor Richard Morrow von der University of

British Columbia in Vancouver. Jüngere Kinder einer Klasse würden aufgrund ihres alterstypischen Verhaltens häufig falsch „etikettiert", stigmatisiert und behandelt. Die Studie zeigte, dass solche Kinder um 39 % wahrscheinlicher mit AD(H)S diagnostiziert und sogar zu 48 Prozent eher mit Medikamenten behandelt werden! Auch wegen dieser Erkenntnisse und Zahlen warnen die Forscher davor, Kinder unnötig den potenziellen Schäden und Langzeitfolgen einer Fehldiagnose und medikamentösen Behandlung auszusetzen. Denn Mittel gegen AD(H)S wie Methylphenidat (/Ritalin) können sich negativ auf den Appetit, das Wachstum und den Schlaf der Kinder auswirken (diese also erst richtig unruhig, „zappelig" machen als Folge davon! Schlafentzug wird ja in einigen Ländern sogar als Foltermethode eingesetzt, da es so grausam und belastend ist ... Dass auch Eltern mit kleinen Kindern, die kaum zum Schlafen kommen- ebenso wie andere Menschen mit vielen Sorgen- oft unruhig, gereizt usw. sind ist deshalb auch kein Wunder ... Bzw. auch Kopfschmerzen bekommen, Medikamente dafür nehmen … Aber auch Kopfschmerzen werden am Häufigsten durch Kopfschmerz-Mittel verursacht!). Auch das Risiko für spätere Herz-Kreislauf-Erkrankungen sei erhöht, sagen die Wissenschaftler. Außerdem verhielten sich Eltern und Lehrer gegenüber AD(H)S-Kindern häufig anders. Das wiederum könne zu psychischen Folgen wie einem schlechten Selbstwertgefühl bei den Kindern führen (dass all das -falsch „etikettiert", stigmatisiert und behandelt usw., dann ja auch noch mit oft weniger beruflichen Möglichkeiten usw. und Problemen deshalb- nicht nur bei „AD(H)S", sondern auch häufig bei anderen „Auffälligkeiten" geschieht wird z. B. auch in R. H. Largos Buch „Kinderjahre – Die Individualität des Kindes als erzieherische Herausforderung" – weiter belegt und beschrieben). Genauso können natürlich auch Kinder, die z. B. recht spät eingeschult werden (oder auch einfach „nur" besonders schlaue, sensible, kreative, lebendige, ja auch eigentlich etwas Positives!) Probleme bekommen, unruhig werden – auch aus Langeweile, weil sie eben schon viel weiter sind als andere Kinder. Wie z. B. auch schon Menschen wie Einstein oder wohl auch z. B. Mozart früher… Oder weil heutige Schulen/Kitas, gerade auch in Deutschland, ja eh nicht gerade besonders auf die Individualität des Kindes eingehen (können), alleine schon wegen zu großen Klassen, Gruppen aber auch sonst vielen methodischen Schwächen, schlechten Rahmenbedingungen usw. Das kann natürlich Kinder, Jugendliche bzw. Erwachsene auch unruhig bzw. „depressiv“ werden lassen. Zudem kommt auch ein Erwartungsdruck von Außen, der auch stresst und erschwert seinen eigenen Weg zu gehen-passenden und gefallenden. Manchmal auch vom Elternhaus (wie z. B. im Lied „Junge“ der Berliner Gruppe „Die Ärzte“ – hier auch ein passender Name - schön beschrieben). Wenn auch oft gut gemeint (auch wenn man die Ellbogen-/ „Leistungsgesellschaft“ heute nicht so gut findet will man sein Kind dafür „fit machen“ ... Vielleicht ja auch mit angeblich ach so nötigem Frühförderbedarf (bzw. – geschürtem –Wahn? Weil ja Klavier- und bald auch Chinesisch-Kurse für Kinder angeblich so lebens-wichtig sind (?). Oder bereichern die nur deren Anbieter und stressen, hetzen die Kids nur unnötig? Und wenn Kinder, Jugendliche Jahre lang wegen „ADHS“ behandelt wurden ohne auch nur einmal überlegt zu haben von fachmänn. Seite aus, dass Vieles einfach z. B. nur an frühen Einschulung lag, was jedem Laien klar sein müsste -und Fachmann natürlich umso mehr- denke ich schon, wie auch z. B. Degen und Jaeggi, zunehmend auch an rein egoistische, finanz. Interessen doch vieler ADHS- „Behandler“... ).

Zudem noch viel mehr (künftige) „Arbeitgeber“, die auch eher in stupide Arbeitsläufe passende „Roboter“ bzw. „Arbeitsbienen“ möchten von Schulen „geliefert“- als selbstständig denkende Arbeitende (was auch ein Hauptgrund für „Burn-out“ und wohl auch AD(H)S darstellt). Die ja vielleicht auch noch sich gewerkschaftlich oder dergleichen betätigen könnten, Unruhe stiften (Ritalin für alle Gewerkschafter?). Hier aus der „Norm zu fallen“ ist sicher auch kein Armutszeugnis! Nur eben auch nicht einfach...

Zumal wenn man in nicht so guter Lage bzw. Herkunft ist, gerade auch in Deutschland, wo diese ja nach wie vor noch viel zu entscheidend ist. Auch bei „Diagnosen“. Wenn z. B. ein Erwachsener wirklich „ADHS“ hätte, man aber sagt, dass der Professor ist- würden dann nicht viele (selbst Fach-) Leute nur sagen: „ja, ja, Professoren. Manchmal halt etwas schusselig, unkonzentriert...“. Aber bei z. B. einem Arbeiter, Angestellten, „nur“ Mutter oder Vater oder Schüler, Studenten mit heute ja auch viel zu viel Stress wären die gleichen „Symptome" wohl eher „ganz klar Zeichen von ADHS"...? Und darf es sein, dass z. B. reichere Eltern ihrem Kind eher Nachhilfe zahlen können bei teilweise auch ganz normalen, immer mal wieder möglichen Lern-Problemen, damit es noch mitkommt in der Schule- auch z. B. in der Pubertät, wo man ja immer mal „durch den Wind" sein kann und „Konzentrationsstörungen" haben... Oder auch nur wenn man verliebt ist – oft ja wie unter Drogen- bzw. Liebeskummer hat oder als, ganz normal, noch etwas verspieltes Kind usw.? Nicht so reiche Eltern, deren Kinder, werden dann aber eher zu „A(D)HSlern" und „brauchen" Medikamente? Die ja auch Geld kosten, dafür könnte auch Nachhilfe finanziert werden notfalls auch von Krankenkassen, warum denn eigentlich nicht?

Überhaupt kommt dann ja auch noch ein „Gesundheitssystem" bzw.-Industrie dazu, das heute, gerade auch in Deutschland, auch oft eher (erst recht) krank macht – wo die Gesundheit der Bevölkerung auch zumindest oft gelinde gesagt nicht gerade das Hauptinteresse ist. Gerade auch bei „AD(H)S". Wovon z. B. auch die ja nicht gerade als Unternehmer/ Industrie-feindliche oder gewerkschaftsnah zu verdächtigende „FAS" (Frankfurter Allgemeine Sonntagszeitung)/FAZ am 12. Februar 2012 berichtete- bzw., am gleichen Tag, mit Bezug darauf, auch die Deutsche Apotheker-Zeitung (online- hier ein längerer, da sehr aussagekräftiger, Auszug daraus, der auch o. g. Meinung des Lehrers untermauert): Mit dem Titel „METHYLPHENIDAT GEGEN AD(H)S - Ein „Goldesel" für die Pharmaindustrie". Und weiter: „Stuttgart - „Ritalin ist eine Pille gegen eine erfundene Krankheit, gegen die Krankheit, ein schwieriger Junge zu sein." Die Diagnose ADHS werde inflationär zur Erklärung von Schulversagen herangezogen, und weltweit mache allein Novartis, Hersteller von Ritalin (Methylphenidat), einen Umsatz von 464 Millionen Dollar mit der Pille, die störende Jungen „glatt, gefügig und still" mache.

Vor 20 Jahren wurden demnach in Deutschland 34 Kilo Methylphenidat ärztlich verordnet - heute sind es 1,8 Tonnen. Experten div. Fachgebiete urteilen dort darüber kritisch. Zitiert wird in der FAS z. B. Gerd Glaeske, Professor für Arzneimittelversorgungsforschung an der Uni Bremen.

Laut Glaeske wollen Jungen risikoreicher leben und sich erproben, wofür ihnen heute die Freiräume fehlen. Schnell gelte ein Verhalten, das früher selbstverständlich als jungenhaft akzeptiert worden sei, heute als „auffällig“.

ADHS ist für Glaeske eine „Zuschreibungsdiagnose“, die unter gesellschaftl. Druck ausgestellt werde, um die Gabe leistungssteigernder Mittel zu legitimieren. Leitlinien zur ADHS-Therapie sehen vor Ritalin-Gaben durch Verhaltenstherapie zu begleiten. Spätestens nach 1 Jahr habe ein Auslassversuch im Hinblick auf Methylphenidat zu erfolgen. Häufig nehmen Kinder ihre „Pille“ aber jahrelang Ulrike Lehmkuhl, Direktorin der Kinderklinik für Kinder- und Jugendpsychiatrie an der Berliner Charité, bezeichnet dort 90 Prozent der ADHS-Diagnosen als falsch. Neun von zehn Kindern, die zu ihr mit angeblichem ADHS kommen, seien ihrer Meinung nach verhaltensgestört oder psychisch erkrankt. Aber sie räumt ein, dass es ADHS durchaus gibt – und das meist vom frühesten Kindesalter an. Der „Erfinder von ADHS“, der amerikanische Psychiater Leon Eisenberg, soll dagegen (auch das dort zitiert) kurz vor seinem Tod im Jahr 2009 gesagt haben: „ADHS ist ein Paradebeispiel für eine fabrizierte Erkrankung.“

Tatsache ist, dass die Substanz Methylphenidat, von der wir – so Lehmkuhl - „nicht genau wissen, wie sie auf das Gehirn wirkt“ (!) allein in Deutschland nun von 250 000 Kindern, in der Mehrzahl Jungen, täglich konsumiert wird. „Für die Pharmaindustrie ist Methylphenidat ein Goldesel“, heißt es in der FAS. Inzwischen böten sechs Firmen das Medikament unter verschiedenen Namen auf dem deutschen Markt an. Seit einigen Monaten ist der Wirkstoff auch für Erwachsene mit der Diagnose AD(H)S zugelassen…

Kritiker weisen dort auch auf die Nebenwirkungen von Methylphenidat hin: „Schlafstörungen, Essstörungen, Bluthochdruck und vermindertes Wachstum“.

Was alles natürlich auch wieder – bzw. erst (!)- „AD(H)S-Symptome“ richtig erzeugen kann, unruhig machen usw.

Ebenso wie unsinnige bzw. unzureichende pädagogische bzw. politische Zustände. Darauf macht z. B. auch ein offener Brief an das zuständige

Ministerium aufmerksam, über den z. B. in den „Kieler Nachrichten“ vom 16.1. 2013 berichtet wurde. Die Initiatorin, die Kinderärztin Dr. Martina Mesing aus Bad Schwartau, sagte dort: „Ärzte, Lehrer, Eltern – alle machen die gleiche Erfahrung. Einer musste es einfach mal laut sagen.“ Ihr zufolge sind „viele dieser Kinder mit sechs Jahren noch nicht schulreif. 50 % zeigen Sprach- bzw. Verhaltensauffälligkeiten, 17 % motorische Auffälligkeiten. Trotzdem werden sie eingeschult, und zwar zunehmend in einer Regelschule“. „Inklusion“ solle zwar dafür sorgen, dass alle Kinder individuell gefördert werden. „Doch es fehlen die Voraussetzungen, das Konzept ohne Schaden für die Kinder umzusetzen.“ Weiter zitiert wird dort Prof. Ute Thyen, Leiterin des Sozialpädiatrischen Zentrums am Universitätsklinikum in Lübeck, zu Folgen der Einführung der Inklusion: „Immer mehr Kinder landen in einer Abwärtsspirale.“ Weil die Kinder mit Problemen eingeschult würden, könnten sie dem Unterricht nicht folgen, sich oft wegen Sprachauffälligkeiten nicht einmal mit den anderen Schülern verständigen. Daraus entwickelten sich Ängste und psychosomatische Störungen. Typisch seien ständige Bauch- oder Kopfschmerzen oder Einnässen.

Mit Bewertungen wie „nicht beschulbar“ oder „offensichtlich gestört“ würden die Kinder schließlich zum Facharzt geschickt. Oft sei dort eine lange Therapie notwendig, um das Selbstwertgefühl und die Kraft für den Schulbesuch wieder aufzubauen. „Wir beschämen Kinder zu Beginn der Schullaufbahn. Es ist doch ganz schlimm, wenn ein Kind nicht gern in die erste Klasse geht.“

Thyen schlägt mit 7 anderen Unterzeichnern daher vor, dass Kinder ohne Schulreife zurückgestellt werden. „Nicht, um ein Jahr mehr in den Kindergarten zu gehen, sondern um gezielt gefördert zu werden.“ Damit es danach in der Regelschule klappt, müssten in den Schulen genügend Lehrer, Sonderpädagogen, Sozialarbeiter, Sprachpädagogen, Logopäden und Ergotherapeuten interdisziplinär zusammenarbeiten. Inzwischen unterstützen über 100 Ärzte in Schleswig-Holstein den Aufruf. Und das ist auch wirklich gut so und nötig- denn mit o.g. Beschwerden bzw. Problemen werden, als Folge davon, Kinder natürlich ansonsten auch unkonzentriert bzw. auch depressiv usw. Was ja ohne Unterstützung auch für das ganze Leben Nachwirkungen haben kann, psychische und ggf. auch körperliche und natürlich auch soziale- zumindest dadurch, dass Kinder ihr Potenzial so nicht voll ausschöpfen können in der Schule, was ja auch beruflich schaden kann (bzw. überhaupt einen angemessenen Beruf zu finden sehr erschweren) usw. D. h. also *die ganze Zukunft beeinflussen*!

Immerhin musste das Ministerium nun Gesprächsbereitschaft zeigen aufgrund der o. g. Proteste. So etwas kann also wirklich durchaus Erfolg haben, zumal wenn wirklich auch Eltern, Pädagogen, Ärzte, Therapeuten usw. zusammen wirken (statt sich manchmal noch fälschlicherweise untereinander etwas bekriegen). So wird ja auch deutlicher, dass das nicht nur „persönliche Probleme" sind sondern eben auch strukturelle, politische! So spüren auch Betroffene, dass es nicht „an ihnen liegt".
Und, selbst bezüglich tatsächlichen „Macken", Makel – wenn „AD(H)Sler" da wirklich welche hätten - die wirklich ja aber , immer wieder gesagt, da so wichtig- auch jeder Mensch hat, *Nobody* is perfect (natürlich auch kein Arzt, Autor, Pädagoge, Therapeut usw.): Wie froh wäre ich wirklich die, die früher manchmal teilweise doch nervten – ebenso wie meine andere Menschen- meiner verstorbenen wundervollsten Eltern nochmals erleben zu dürfen. Was gäbe ich dafür! Bei Streitigkeiten mit Eltern, Kindern, Partnern usw. sollte man sich so etwas auch immer wieder überlegen. Und vielleicht gerade zu unruhigen bzw. Streit-Zeiten oder bevor man anderen Menschen deren „Makel", „Macken" vorwirft einmal, z. B. im Internet, Foren von Trauernden etwas anschauen. Dann erkennt man auch, dass es wahrlich noch Wichtigeres gibt als Erfolg und Geld (bzw. „Macken" oder auch zu wenig oder zu viel Ruhe, zu wenig Lebendigkeit). Es heißt ja auch „nicht wie weit wir es bringen ist entscheidend – sondern ob wir zu uns selbst finden". Und da gibt es eben auch ruhigere und lebendigere Menschen… Zumal - so wie es, frei übersetzt, auch im Lied „dust in the wind" der Gruppe „Kansas" heißt: „Alles schwindet und all dein Geld wird keine weitere Minute kaufen können". Dann erkennt man auch, dass es viel Wichtigeres gibt für Menschen, auch deren Beurteilung, als nur Geld bzw. auch der Beruf… Und erscheint eine „Macke" bzw. Streitigkeit, die man

gerade – mit noch Lebenden - hat, vielleicht auch doch nicht mehr ganz so bedeutend ... „Wende dein Gesicht der Sonne zu,
dann fallen die Schatten hinter dich“ (aus Thailand).

Das wäre auch gerade bei (vermeintlichen) „A(D)HS“- Diagnosen sehr hilfreich, würde sicher sehr oft zu anderen Ergebnissen führen, Probleme bzw. „Makel“ relativieren…

Und wohl eigene auch weniger schlimm machen. Man erkennt dann auch besser Gutes und was wirklich zählt. Und das kostet auch oft kein Geld. So zum Beispiel „einfach“ (was es heute ja oft nicht ist) mehr Zeit mit Menschen zu verbringen, denen Aufmerksamkeit zu schenken (wohl auch das wichtigste Mittel gegen Defizite davon). Die so auch besser kennen und schätzen zu lernen ... Trotz all ihrer Schwächen, „Macken“, die angesichts der guten Seiten aber ja doch zunehmend an Bedeutung verlieren könnten ... Und so, mit mehr Aufmerksamkeit füreinander hat sich wirklich schon das eine oder andere Problem, auch „AD(H)S“ in der Luft aufgelöst … Bzw. auch mit mehr Ruhe, weniger irgendetwas hinterherrennen an (angeblich) so Wichtigem … Aber wer hat dazu im Berufs-und Alltagsstress noch wirklich Zeit dafür? Klar, man sollte sie sich nehmen. Aber leichter gesagt …

All das führt auch dazu, dass man sich als Arzt oder auch Therapeut – wie auch z. B. ich, auch mit Petitionen an Landtage und den Bundestag dazu- sich zunehmend die Frage stellen (lassen) muss ob man sich freut, dass man immer mehr „Kunden“ hat mit AD(H)S oder auch „Burn-out“ und dergleichen. Oder man vielmehr etwas tut gegen wirkliche *Ursachen* davon! (zumal ja auch – zumindest engagierte- Pädagogen und Therapeuten zunehmend körperlich und psychisch ausgebrannter, unzufriedener, unruhiger bzw. kränker werden, deshalb auch arbeitsunfähig, zum Frührentner – wie z. B. in einigen Bundesländern fast *jeder, 100%* (!) der Lehrer). Also will man primär Geld verdienen (bzw. sich am Leid anderer Menschen bereichern) oder helfen – wozu ein „helfender“, therapeutischer, ärztlicher, pädag. und dergl. Beruf ja eigentlich doch sittlich verpflichtet. Völlig zurecht wies z. B. kürzlich ein psycholog. Fachkongress in Heidelberg darauf hin, dass wenn die Arbeitswelt (und auch der sonstige Alltag) heute so unmenschlich stressig, so viele Menschen krank, unruhig usw. machend, ist auch Ärzte und Therapeuten die Pflicht haben mit dagegen etwas zu tun. Wo Unrecht Recht ist – ist ja eben bekanntlich Widerstand, frei nach Brecht, Pflicht. Nicht nur aber natürlich nicht zuletzt ja auch als Pädagoge, Therapeut, Arzt in geeigneter Form. Gegen diese Arbeits-und auch sonstigen überfordernden Lebens-Umstände. Die natürlich auch unruhig bzw. depressiv machen können (Dauer-Stress erzeugt ja auch oft Schlaf- und Konzentrations-Störungen usw., was natürlich auch wieder unruhig bzw. schläfrig, unkonzentriert usw. machen kann). Oder würden Ärzte, Therapeuten, Pädagogen usw. in New York immer wieder mit ansehen, wie Flugzeuge nach dem 11. September damals immer wieder in Hochhäuser donnern und immer mehr Opfer fordern? Bzw. die Menschen in NY unruhig, nervös, ängstlich, depressiv deshalb werdend… Das live im TV verfolgen am 12. September, 13. September usw. (abends). Ein Flugzeug nach dem anderen. Während sie tagsüber immer wieder neu Opfer bzw. Angehörige behandeln bzw. psychologisch betreuen? Oder vielleicht auch einmal versuchen mit etwas gegen Ursachen zu tun, Verantwortliche mehr dazu aufrufen… (auch Politiker, die man ja aber meistens doch erst einmal dazu bewegen muss etwas Sinnvolles zu tun). Nicht umsonst engagieren sich ja viele Ärzte auch gegen Atomwaffen, Kriege, Armut usw. bzw. deren Ursachen .. (statt immer nur ein Opfer nach dem Anderen davon zu behandeln- ohne auch die diese Opfer immer wieder neu erzeugenden *Ursachen* mit anzugehen). Man muss wirklich solche Vergleiche heranziehen, um zu zeigen worum es geht. Denn es ist wirklich auch ein alltäglicher Krieg, Anschlag auf die Nerven, Psyche aber auch sonstige Gesundheit was in der Gesellschaft heute – gerade auch in Deutschland - gegen Menschen passiert. Von Klein auf. Was natürlich unruhig, nervös, gereizt machen kann. Bis zu „Burn-out", AD(H)S und dergleichen bzw. in den Suizid treiben kann oder brutale körperliche und psychische Beschwerden. Mit natürlich auch weiteren Problemen, auch finanziell, auch für Partnerschaften und Familien. Bzw. an zu wenig Aufmerksamkeit leiden lässt- einem ja (zwischen-) menschlichem absolutem Grundbedürfnis (auch ein „Klassiker" heute bei Paar-bzw. Familien-Problemen bzw. Beratungen, beruflichen natürlich ebenso. Aber Paare haben heute durchschnittlich nur etwa *2-5 (!)* Minuten Zeit für sich, Persönliches – und nicht nur

„Alltagskram“- unglaublich. Ebenso wie dass der mit größte Traum der Deutschen im Alter ist dann – endlich- einfach mal zur Ruhe zu kommen, mit weniger Stress ... Was sagt das alles aus, in welchen Zeiten leben wir! *Wo auch jeder Dritte Deutsche, oft auch Stressbedingt, nicht einmal sein Renten-Alter erlebt!* Und immer noch „upper-class-people“ durchschnittlich ca. 10(!) Jahre länger leben als „der Rest“..). Wo bekommt man denn aber als „Normalsterblicher“, „Normalverdiener“ heute auch genug Zeit, *Aufmerksamkeit*, Zuwendung, Interesse – was natürlich *jeder* Mensch braucht? Natürlich gerade auch jüngere- aber auch ältere. Doch in der Regel weder im Beruf noch als Schüler in viel zu überfüllten Klassen (außer eben in Privatschulen, die sich kaum jemand leisten kann), in der Kita/Kindergarten - und ja auch – bzw. erst recht- nicht als „nur“ Mutter, Vater, Arbeitsloser, Rentner ... Bis heute gilt „Burn-out“ ja auch fast nur als mehr oder weniger anerkanntes Problem von Berufstätigen. Obwohl ärztliche und therap. Praxen auch zunehmend sehr häufig von Nicht-Berufstätigen überlaufen sind, die es natürlich heute auch nicht einfach haben (auch wenn sie Doppelbelastungen haben wie z. B. zumindest teilweise berufstätige Eltern oder auch Rentner, Studenten, Schüler ...). Dass es heute Defizite gibt an Aufmerksamkeit, dieses „Syndrom“ (eben Aufmerksamkeit-Defizit) ist ja, auch ganz logischerweise, somit primär ein *gesellschaftliches – und nicht „individuelles“ (persönliches)* Problem! (Nahezu die ganze Gesellschaft leidet ja darunter). Nicht ein „persönliches“ – genetisches oder dass da jemand etwas falsch macht... Ebenso wie bei Burn-out, wenn zig Millionen Menschen vom Alltag ausgebrannt *werden*... Wenn z. B. heute Paare in Deutschland in der Regel eben auch nur etwa 2-5 Minuten (!) pro Tag wirklich Zeit für sich, Persönliches haben (bzw. die Kraft, demzufolge Muße dazu) oder auch wirklich „Muße“ für Kinder statt für „Alltagskram“ ja sicher nicht, weil ihnen das so Spaß macht. Es macht auch kaum Menschen Spaß „ich muss nochmals die Mails checken“, kaum abschalten zu können- auch „Handy“ usw. nicht. In so einer Leistungsgesellschaft ist ja auch das *zur Ruhe kommen eine viel (noch) größere Leistung* bzw. Herausforderung, sehr schwer, bedarf oft auch guter fachmänn. Begleitung! Das „*Ent*-schleunigen“ in einer eh schon viel zu viel *be*schleunigten „Hamsterrad-

Zeit". Das betrifft auch nicht nur irgendwelche „Stress-Typen" (die etwas falsch oder schlechter machen als andere). Sondern natürlich nahezu alle Menschen- fleißige, kreative, lebendige bzw. positiv sensible, soziale halt nur oft noch mehr - deren Körper/Geist natürlich irgendwann rebelliert, streikt bei ständiger Überforderung – bzw. zu wenig Förderung, Unterstützung, Ruhemöglichkeiten, geschützt werden usw. Bzw. zu wenig Aufmerksamkeit. AD(H)S betrifft ja auch zunehmend mehr Erwachsene... bzw. wird denen attestiert.

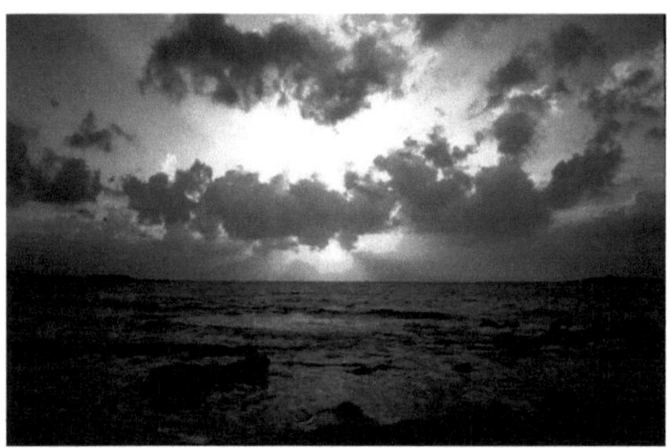

## *V. A(D)HS als „Gutmensch- Problem"*

Sicher kann das auch einige Menschen besonders treffen. Aber sind das dann die schlechteren, dümmeren, machen die mehr falsch oder haben die schlechtere Gene, sind Mimosen, Versager,... ? Oder ja vielleicht sogar *die besseren, zumindest nicht schlechteren Menschen*? Auch sensibler – das ist doch positiv- als der Rest, herzlicher, gefühlvoller, aufmerksamer, ehrlicher... Dann leidet man natürlich auch noch mehr an einer ziemlich unehrlichen, ungerechten, unherzlichen, kalten, hektischen, oberflächlichen, unsensiblen („unaufmerksamen") Gesellschaft bzw. Gesellschaftssystemen. Wird da unruhiger, wirklich auch bis zu ADHS-Symptomatik – bzw. trauriger, „schlechter drauf" (bzw. beides). Obwohl man eigentlich gar nicht so ist. Wo auch etwas tiefer bzw. höher gehende (menschliche, soziale) Werte bzw. Menschen zunehmend weniger Aufmerksamkeit bekommen. Kann, muss, sollte man daran aber nicht zurecht leiden, sich daran stören? Auch rebellieren? Bzw. ist es verwunderlich, wenn ein gesunder, guter, humaner, sozialer Geist (und Körper) – eines ja eigentlich auch gesellschaftlichen (Menschen-) Wesens das tut? Wenn, nochmals, frei nach B. Brecht, eben ja auch Widerstand Pflicht wird wo Unrecht herrscht… (wo Widerstand gegen Umstände oft aber schwer ist, Körper/Geist sich dann aber ein anderes „Ventil" suchen, z. B. psychosomatisch- oder „Auffälligkeiten" um auf nicht erfüllte Bedürfnisse *aufmerksam* zu machen..). Und eigentlich besonders lebendige, lebensfrohe oder sensible – alles ja *positive* Eigenschaften - Kinder und Erwachsene, Geister, deren Körper und Geist rebellieren natürlich ja auch mehr, wenn sie in viel zu einengende, unmenschliche, bürokratische, unflexible, unlebendige, unsoziale, unmenschliche Strukturen, Bedingungen (auch im Berufsalltag), Normen, Klassenräume bzw. überfüllte Klassen, Kita-Gruppen usw. eingezwängt werden… Dass z. B. Einstein und der aktuelle Rechenweltmeister, beide aus Deutschland, in deutschen Schulen in Mathe bzw. Physik schlecht waren und als „verhaltensauffällig" bzw. mit AD(H)S –Ähnlichem (Einstein) abgestempelt wurden sollte doch mehr als zu denken geben.. Aber stattdessen schickt man lieber Millionen Menschen auf die therap. Couch, zum Arzt, gibt denen Medikamente … Statt lieber einmal das (gesellschaftliche aber auch Gesundheits-und Bildungs-) *System, Bedingungen, „vorherrschende" Ansichten, Abläufe, Normen, Politik usw. dort weiter zu überdenken*? Zumal zu bedenken ist wie die Welt ohne Einstein und dergleichen großen Denker, Wissenschaftler, Künstler usw. (unzählige mit angeblichem „AD(H)S" oder dergleichen) aussehen würde! Fast alle großen Erfinder wurden zunächst ja aufgrund ihrer „verrückten" Idee auch als zumindest nahezu verrückt abgestempelt… von oft einfach auch nur weniger guten Menschen… Und ohne deren

Ideen säßen wir heute wohl mehr oder weniger wie Affen auf den Bäumen, wenig zivilisiert!
Nur durch etwas „quer“ denken kann man ja aber auch zu Neuem kommen, jenseits der alten, bislang geraden Wege... Wie z. B. eben auch Einstein wusste, sagte: „ Eine wirklich gute Idee erkennt man daran, dass ihre Verwirklichung von vornherein ausgeschlossen erschien“.
Und gerade die „Zappelphilippe“, „unruhigen Geister“, waren ja oft für gewaltige Innovationen, Geistes-Blitze, zuständig ... Auch, wie Mephisto bei Goethes Faust, ein „Geist, der stets verneint“, ggf. etwas rebelliert, ja gerade Positives erzeugen kann... Und ja, ohne Zweifel gibt es auch keinen Fortschritt (indianisches Sprichwort). Wohl auch z. B. auf pädag. Gebiet – auch bezüglich pädagogischen Ansätzen, Bedingungen, Methoden usw. – wo Kinder dann künftig auch gar nicht mehr nur so ruhig am Tisch sitzen müssen, mit auch mehr lebendigem bzw. noch weniger „Frontalunterricht“ ... Völlig menschl. Natur widersprechend.
Aber natürlich können kritische, innovative, herzliche, sozial, lebensfroh, positiv sensibel usw. eingestellte Geister Umstände, Normen, Ansichten, Strukturen, Abläufe, Gebäude, Bedingungen etc. auch eher unruhig, krank (oder auch wütend, aggressiv,...) machen - die eben wahrlich nicht der „Weisheit letzter Schluss“ sind – bzw. „old school“ im nicht guten Sinn. Statt bessere – vielleicht ja auch ältere- Normen, Ansichten usw. Die alles oder sehr anders sind als menschlich, sozial, herzlich, anständig,... Das berühmte Bild mit Einstein, auf dem er die Zunge herausstreckt, gilt vielleicht ja auch all diesen Umständen, Bedingungen ... Bzw. Menschen, die diese schaffen bzw. aufrechterhalten, vielleicht ja auch davon profitieren, Nutznießer sind ... Auch mit Aussagen wie „es geht halt nun mal nicht anders“.
Natürlich nicht. Und die Erde ist ja doch eine Scheibe, oder? Und die Berliner/DDR Mauer würde nie gebaut werden... Oder nie fallen? Es gibt immer Menschen, die von der Aussage – bzw. Unwahrheit – profitiert haben „es geht halt nun mal nicht anders“, „so wie es ist...“. Auf Kosten von vielen Millionen anderer Menschen. Die Geschichte ist voll von solchen Beispielen. Und gerade im Gesundheitsbereich profitieren ja eben auch einige, wenige, Menschen mehr z. B. von

Medikamenten-Verkäufen. Statt oft einfach „nur" einem hilfreichen Gespräch. Auch beim Arzt.

Dass es sehr wohl anders ginge, das nur gegen einige Interessen von Menschen spricht, die dann weniger verdienen bzw. mehr oder besser, schlauer, kreativer, menschlicher arbeiten müssten, wurde hier aber schon gezeigt. Und es gäbe unendliche weitere Beispiele. Betreffend „Großem" (gesellschaftlichen) wie aber auch „Kleinen" – bezüglich einzelnen Menschen, Betroffenen (auch „AD(H)S-lern"). In der Regel sogar mit weniger Zeit, Geld,... Oft auch „nur" mit etwas anderer Einstellung. Dinge auch aus etwas anderer Sicht sehen, in anderer Relation ... Bzw. Vorurteilen (selbst z. B. viele „mongoloide" Kinder, die nach Meinung fast aller Wissenschaftler *höchstens* in die „Sonderschule" gehen konnten, machen nun heute Abitur(!).

Was für einzelne Menschen- und deren Angehörigen, Familien- ähnlich bedeutsam sein kann, wie Nacht statt Tag (bzw. Himmel statt Hölle) wie für die gesamte Menschheit eben z. B. auch Einsteins „Relativitätstheorie". Die ja auch das alte Weltbild einiger Menschen, die davon zuvor profitiert hatten, ins Wanken brachte – auch „Gott gegebene Ordnungen" (unveränderbar, „es geht nicht anders".. Aber „Ordnungen", gesellschaftliche Verhältnisse usw. sind ja von *Menschen* gemacht – und also auch von Menschen änderbar – wäre das nicht so würden wir ja immer noch in der Steinzeit oder im Mittelalter leben mit dort auch Verfechtern von „Gott gewollten", angeblich un- abänderbaren Bedingungen, Sitten, Normen usw. Bzw. zu Kaisers Zeiten, von „Gottes Gnaden"). Wohl kein Wunder, dass – gerade auch von deren Verfechtern – Einstein eben in die „verrückte" (bzw. „AD(H)S")- Ecke gedrängt wurde? Galilei verfolgt wurde usw. Wie heute eben auch auffällig viele kritische Menschen – bzw. auch gefühlvolle, herzliche (die ja auch gefühllose, unherzliche, unmenschliche Verhältnisse/ Gesellschaftsformen eher in Frage stellen können. Bzw. Interessen, z. B. auch der Industrie- und deren extremen Lobby, auch in der Politik... Die auch „leider" viel weniger Medikamente verkaufen könnte, wenn man Vieles einfach etwas anders sehen, angehen würde). Aber vielleicht sind eher die als „verrückt"/krank Abgestempelten, deren Denken, die, die bewusst oder unbewusst eher die (ver-rückte) Welt wieder besser

„zurecht-rücken" könnten. Eine Welt, die heute so oft ziemlich „ver-rückt" ist – weg gerückt von dem, wie die Welt eigentlich (viel besser, herzlicher, gerechter, sozialer usw.) wäre- und sein könnte? Die Erfahrungen des berühmten Schweizer Psychiaters Luc Ciompi, der in seinem Buch „Affektlogik" beschreibt, dass heute die tollsten, anständigsten, ehrlichsten, herzlichsten Menschen in der Psychiatrie landen kann ich auch aus meiner therap. Praxis nur bestätigen, wo ich diese auch alltäglich erlebe ... Als Opfer einer viel weniger guten Gesellschaft, Verhältnisse und Bedingungen, Normen, Sitten, Gesetze, Politik bzw. Menschen dort ... Und, aber, ja: „Das Schlimme an dieser Welt ist, dass die Dummen so selbstsicher sind und die Gescheiten so voller Zweifel" (Bertrand Russel). Und das sollte nicht so bleiben, auch nicht immer diese Menschen (die eigentlich besseren, klügeren) zu sehr nachgeben ... Zumal, in der Tat „Der Klügere gibt nach. Eine traurige Wahrheit, sie begründet die Weltherrschaft der Dummheit" ( *M. von Ebner-Eschenbach).*

Und „große" Themen, z. B. politische, soziale, gesellschaftliche, auch Werte, Normen usw. betreffen natürlich schon auch sehr Individuen, einzelne Menschen. Das wissen wir ja gerade in Deutschland (leider) sehr gut.

Nicht erst seit PISA-Zeiten, dort belegten Diskriminierungen nach Herkunft noch heute... Wo ja Menschen auch nur wegen ihrer „Rasse" ja früher sogar als lebensunwert betrachtet wurden- und ermordet. Oder auch wegen ihrer „Behinderung" (als welche „AD(H)S" ja auch gelten kann – inklusive zumindest oft auch hier mit dem Motto „man ist nicht behindert-man *wird* behindert". Bzw. man hat kein „Aufmerksamkeits-Defizit-Syndrom" – sondern man *bekommt* einfach zu wenig Aufmerksamkeit, Wertschätzung, Förderung, Verständnis – auch für seine speziellen Fähigkeiten – usw. In Deutschland bekommen ja wirklich oft sogar Autos mehr Aufmerksamkeit als Menschen. Aber wenn Autos Benzin fehlt sind die ja auch nicht kaputt, krank. Es fehlt nur Benzin. Und was für Autos Benzin ist für Menschen eben Aufmerksamkeit, Zuneigung, Interesse, Förderung,...). Das sollte ja gerade auch in Deutschland sehr, sehr achtsam machen lassen vor Vorurteilen bzw. vorschnellen Urteilen, als Lehre aus der Geschichte. Wo ja aber auch selbst heute noch, siehe oben, bis zu 90% falsche (Vor-)Urteile auch bei, nicht nur aber auch, AD(H)S passieren... Aber auch z. B. Homosexuelle wurden ja hierzulande bis etwa 1975 (!) juristisch verfolgt, als „krank" gesehen (was faktisch aber auch oft bis heute noch unterschwellig passiert, bis heute traute sich ja z. B. kein homosex. Profi-Fußballer zum „coming out", auch so etwas sagt ja auch allgemein viel über Gesellschaften aus- wo Freiheit ja doch auch gerade daran beurteilt werden muss, wie man mit „Andersdenkenden" umgeht bzw. etwas aus der Norm Fallenden, auch im Verhalten). Nur wegen einer persönlichen Neigung ... Natürlich ist Vieles in Deutschland auch besser, gibt es auch zig Millionen tolle Menschen, kann man es auch als Fortschritt sehen, dass Vieles an Diskriminierung heute (theoretisch) nicht mehr der Fall ist. Dass „Behinderte" heute nicht mehr getötet bzw. weggesperrt werden, ... Da hat sich viel entwickelt. Aber es wäre noch sehr viel mehr nötig und möglich, liegt auch noch sehr viel im Argen, wird unter der Oberfläche auch immer noch viel nicht wirklich akzeptiert, anerkannt,... Sind auch weiter faktisch Barrieren vorhanden, auch beruflich- ja existenziell sehr wichtig –usw. Nicht zuletzt bezüglich Diskriminierungen bzw. Stigmatisierungen, die Leben auch extrem behindern bzw. gefährden und teilweise erst Probleme schaffen können! Bzw. deren Aufhebung, zumindest rechtlich, Millionen Probleme lösen bzw. Menschen, deren Zukunft – und oft auch Leben (auch vor Suizid) retten, vor eigentlich auch völlig unnötiger und unsinniger Therapie bewahren, wie z. B. – endlich – nun die Abschaffung der Strafbarkeit von Homosexualität (bzw. diese als „Krankheit" zu sehen). Und wer hätte sich selbst noch vor nur ein paar Jahrzehnten vorstellen können, dass ein „Schwuler" Bürgermeister der deutschen Hauptstadt wird? Eine Frau „Bundeskanzler"? Ein „Schwarzer" US- Präsident, die Mauer fällt usw.? Und in anderen Kulturen bzw. Zeiten wurden Menschen mit „AD(H)S-Symptomen" , selbst „schizophrene" Menschen ja z. B. auch sogar als etwas Besonderes gesehen. Aber nicht als etwas besonders Negatives, Krankhaftes – sondern sogar als besonders Positives- auch als Medizinmänner, Heilige verehrt... Wie (wissenschaftlich bzw.

künstlerisch) ja z. B. auch heute fast überall „A(D)HS-ler" wie Einstein und Mozart .. als Genies. Früher auch verkannt bzw. angefeindet von vielen Menschen. Und welche Welt- oder fachliche Anschauung auch z. B. ein Arzt, Therapeut, Pädagoge hat kann auch für Menschen, auch „nur" ganz unmittelbar den einzelnen, einen völligen Unterschied ausmachen! So machten nun eben z. B. auch die ersten (früher) so genannten „mongoloiden" Menschen ihr Abitur! Obwohl sie bis ins 21. Jahrhundert hinein sogar zu großen Teilen als „unbeschulbar" galten, also nicht einmal für Sonder- bzw. Förderschulen fähig, „tauglich" (!) bzw. „tragbar"! Das zeigt– mit hier ja einer doch ganz offensichtlichen genetischen Krankheit (was z. B. bei AD(H)S ja nicht, zumindest sicher nicht klar/unumstritten der Fall ist), dass also wirklich nicht die Gene, Persönlichkeit des Menschen (wie er zur Welt kommt) entscheidend sein kann was er, was aus ihm wird. Sondern was für eine Umwelt, Förderung – bzw. nicht Förderung oder gar Hemmung, Stigmatisierung, Vorverurteilung usw. – er erhält! Was heute ja eigentlich auch wissenschaftlich unumstritten ist… Traut man Menschen etwas nicht zu und sagt ihm ständig, dass er etwas nicht kann wird er das in der Regel natürlich auch weniger schaffen als umgekehrt- wenn er ermutigt, unterstützt wird. Er auch nicht auf Schwächen reduziert… Sonst hätte es sicher auch z. B. kein „Sommermärchen" in Deutschland gegeben 2006, wenn „Klinsi und Jogi" ihren Jungs nur gesagt hätten, was sie alles *nicht* können… (dann wären die sicher gnadenlos gescheitert). Statt sie stark zu machen, auch wirklich teilweise nur „stark reden"… An sie *zu glauben* … (Auch dieser) Glaube versetzt Berge! So dass schwächere Seiten auch gar nicht mehr so relevant waren… Sonst wäre Einstein sicher auch nie soweit gekommen (auch wenn er auch in der Schule wohl zumindest nicht gefördert wurde … Aber so viel Selbstvertrauen hatte bzw. dies von guten Freunden, ggf. auch Verwandten, bekam, dass er trotzdem – *vielleicht ja auch aus Trotz, auch das eine starke mögliche Kraft, Motivation-* der Mensch wurde, der ja mit zu den *klügsten* aller Zeiten gehörend gilt. Zu den Auffälligen, ja - *positiv*).

Einstein musste z. B. auch nicht gut musizieren können, Mozart nicht gut rechnen können… Kein Mensch ist perfekt, in keiner Beziehung (und schon gar nicht in jeder!).

Und spätestens seit PISA (-Studien-) Zeiten ist ja wirklich auch hinlänglich bekannt, dass gerade auch, besonders, in Deutschland die Herkunft noch viel zu sehr entscheidet. Und wer einmal, zumal von einem Pädagogen oder sonstigen Fachmann (?) als „AD(H)Sler" abgestempelt wird – was, siehe oben, äußerst oft fälschlicherweise passiert- hat eben auch den „Stempel auf dem Kopf", wird dann fast immer auch so behandelt (und handelt dann natürlich auch irgendwann selbst wie ein „AD(H)S-ler")... Denn – leider- selbst heute haben ja noch Pädagogen, Psychologen, Therapeuten – seien sie auch noch so fachlich oder auch menschlich ungut – extreme Macht zum Beurteilen von Menschen- und damit zu gr. Teil mit bestimmen derer Zukunft, „Schicksal". Kommt der gleiche Mensch zu einem anderen Pädagogen, z. B. Lehrer (oder im Kindergarten, Kita usw.) oder auch Therapeuten so erkennt der das vielleicht als einfach nur vorübergehende Erscheinung, weil ja auch gerade etwas passiert ist in der Familie, Pubertät usw. Bzw. auch beim Einschulungstest bzw. nach der Einschulung für Kinder ja viel ganz neu ist, ihnen natürlich das auch etwas Angst und sie so unruhig machen kann usw. Selbst an Grundschulen (später umso mehr) in Deutschland gibt es heute schon wirklich Angst machende, verunsichernde Sachen, auch „Abziehn", Mobbing usw. - was viele Kinder, Jugendliche (Opfer) auch schon zu – nur vermeintlichen- „A(D)HS-lern" machte... Und damit oft noch mehr zum Mobbing „frei gab", was nicht wenige auch schon sehr jung in den Suizid trieb... Gerade auch tolle, die deshalb auch mehr Neider hatten... Man muss bei all dem wirklich sehr, sehr achtsam, aufmerksam sein... Auch aber nicht nur als Eltern, Pädagoge.

Oder eben auch einfach Stress zu unruhig macht usw. (oder ein Lehrer, Pädagoge macht auch einfach interessantere, spannendere Sachen – so dass erst gar nicht so viel Unruhe aufkommt... Im Gegensatz zu anderen. Bei manchen Lehrern gibt es bis 20 „ADHS-Kids", bei anderen fast keine... Natürlich muss das auch nicht (nur) am Lehrer liegen! Manchmal aber ja vielleicht schon..) Nochmals: Bitte erst einmal *Selbst*kritik von uns Pädagogen, Therapeuten... und Bescheidenheit, Demut.... Viele von „Burn-out" Betroffene kommen z. B. auch in Beratung und denken sie hätten AD(H)S (oder Alzheimer oder dergleichen) wegen völliger Unruhe, Unkonzentriertheit und dergleichen. Wird da etwas falsch diagnostiziert, „bestätigt“ ist man da als Betroffener schnell auf der falschen Fährte bzw. wird darauf gebracht, bis hin in Jahre, Jahrzehnte lange –auch AD(H)S-Therapie ... (inkl. „Abstempelungen“ und Medikamenten, die erst wirklich Probleme für eigentlich völlig „normale“ und gesunde Menschen schaffen, siehe oben). Obwohl einfach z. B. Bedingungen – oder auch *andere* Menschen (auch Pädagogen, Chefs, ggf. auch Kollegen, Mitschüler usw.) - in der Schule, Beruf usw. das Problem, überfordernd bzw. quälend, auch z. B. durch Mobbing, sind (die positive bzw. negative diesbezügliche Macht von Pädagogen und Therapeuten- Urteilen ist wirklich immens, kann schon in sehr kurzer Zeit über menschl. Schicksale, auch dafür ja sehr bedeutendes Selbst-Bild, entscheiden! Deshalb bitte auch immer mehrere Meinungen hören!) . Oder eben auch Vorurteile, von denen zumindest unterbewusst ja auch kein Pädagoge oder Therapeut frei ist (oder von Weltanschauungen). Selbst wenn er es möchte. Damit muss man sich ja aber, gerade auch als Pädagoge, Psychologe, Arzt, Therapeut selbstkritisch immer wieder auseinandersetzen! Und natürlich auch Einwände von Betroffenen, Eltern usw. *mehr als ernst nehmen, auch alleine schon aus Respekt, auch für deren Person, Leistungen usw.!* Damit man Menschen besser helfen, fördern kann. Bzw. dies überhaupt tun zu können – oder statt ihnen sogar zu schaden, ihre Entwicklung und Zukunft zu blockieren!

Ich kenne z. B. persönlich eine für Vieles sehr Aussage kräftige Geschichte aus einem Kinderheim. Dorthin kam ein Junge (12) aus der Mongolei, Waise. Natürlich wurde das von keinem so direkt ausgedrückt aber unterm Strich war die Meinung fast aller Pädagogen dort – na ja, Waise, aus der Mongolei, keine wirkliche Bildung bisher... Was Hänschen nicht lernt lernt Hans ja nicht mehr, man weiß ja wie wichtig Frühförderung ist... Und Mongolen gelten eh nicht gerade als Kulturvolk, da ist Bildung eh nicht gerade so vorprogrammiert („genetisch“). ... Und Waise, also mit schlimmer Kindheit und was er sonst noch so mitbringt (bzw. nicht mitbringt, s. oben)- da kann man ja froh sein, wenn er überhaupt durch die „Förderschule“ kommt ... Das wurde dem Jungen dann auch so vermittelt, der glaubte was ihm die „gebildeten

Experten“ sagten. Der Junge wurde dann dort aber unruhig, teilweise aggressiv, „verhaltensauffällig“ … Also ab mit ihm zum Doktor. Klar, AD(H)S. Da gäbe es gute Medikamente, damit er „funktionieren“ könne in der Schule, man weiß ja wie wichtig Bildung ist und immerhin kann er so vielleicht die Sonderschule schaffen… Mit viel Mitleid der „Fachleute“ aus unserem „Kulturvolk“ für den „armen Jungen“ aus dem „Entwicklungsland“. Leider sind selbst da, in der „Sonderschule“ (oder Aus-Sonder-Schule? Und auch wenn man diese „Förderschule“ nennt wird deshalb ja nicht alleine deshalb wirklich mehr gefördert..) ja die Klassen schon oft so groß, dass die Lehrer sich nicht um jeden richtig kümmern können, deshalb bleibt halt leider nichts anderes übrig als ihn etwas ruhiger zu stellen mit den Medikamenten. Eltern hat er ja auch keine, die Pädagogen im Heim auch nicht so viel Zeit. Und so könnte man das Problem noch „optimal“ lösen … Man würde ja gerne anders aber geht ja leider nicht. Man hat ja auch so wenig Zeit (*solche* Leute, „Urteiler“, haben aber komischerweise (?) sehr oft während ihrer *Arbeits*zeit Zeit sich über irgendwelchen privaten Mist zu unterhalten statt vielleicht mal über neue, innovative pädag. Methoden … Oder auch einfach mehr mit den Kindern oder anderen „Betreuten“ zu unterhalten, für die auch einfach „nur“ mal ein offenes Ohr…).

Hm. Dazu gäbe es natürlich sehr grundsätzlich viel zu sagen – bzw. zu hinterfragen… Z. B. dass ja viele „AD(H)S-Symptome“ erst durch Medikamente richtig erzeugt werden, teilweise auch „gegen“ AD(H)S (auch die meisten Kopfschmerzen werden ja auch durch Kopfschmerztabletten ausgelöst…). Auch Unruhe, Gereiztheit usw. Und die Sicht der Mongolei bzw. Mongolen … oh oh (wenn der Junge wütend, aggressiv war fingen viele der pädag. „Fachleute“ im Heim übrigens an von Mongolen-Filmen zu erzählen aus ihrer Kindheit… Man weiß ja, was für Wüteriche „die“ wären, das liegt „denen“ sicher im Blut… Ich fragte mich damals – bzw. diese Kollegen- sarkastisch, ob man nicht eigentlich ganze Völker mit AD(H)S- Medikamenten behandeln bzw. „ruhig stellen“ sollte… Bei „Fachkräften“, die so etwas nicht nur wegen Dummheit sondern a la Sarrazin machten erinnerte ich nochmals daran, was man dann mit Deutschland, den Deutschen tun müsste – zumal Hitler-Zeiten ja noch nicht so lange zurück liegen wie die von Dschingis

Khan und Co. In der Mongolei. Und es gab ja durchaus auch Überlegungen von Hitler-Gegnern damals Atombomben auf Hitler-Deutschland zu werfen, weil „denen“ (Deutschen) das Böse im Blut liegt bzw. in den Genen… Nach ja 2 (!) angezettelten Weltkriegen. Oder vielleicht hätte man schon damals allen Deutschen- dann ja aber auch Pädagogen und Therapeuten bzw. deren Eltern, Großeltern, von denen ja doch auch viele in der „wilden“ NSDAP waren- Ritalin ins Grundwasser mischen sollen? Glücklicherweise gab es damals ja auch etwas vernünftigere bzw. herzlichere Menschen, sogar selbst Hitler- Opfer aber eben große Humanisten– unter den Siegermächten sonst könnte ich das hier nicht schreiben/Sie nicht lesen, gäbe es keine Deutschen mehr. Das sollte alle Deutschen ja aber auch verpflichten viel vorsichtiger zu sein mit solchen Herkunfts-Abstempelungen (auch sozialer Herkunft aber eben auch kultureller usw.). Zu „was Hänschen nicht lernt“… schrieb ich schon etwas, das wird auch z. B. bei Furman ganz klar mit div. wissenschaftlichen Untersuchungen, Gegen-Beweisen widerlegt (auch dass auch mit schlimmster Kindheit auch Menschen später sehr erfolgreich werden können mit Unterstützung usw.). Aber nun gut (?). Jedenfalls halfen die Medikamente auch nicht. Der Junge sollte dann in psychiatrische Einrichtung …

Tja, so – bzw. auch in Hauptschulen, mit wenig Zukunftschancen, trotz dort und auch an Sonderschulen natürlich sicher auch unzähligen tollen Menschen - endeten sicher schon Millionen Geschichten (=Menschen) in Deutschland. Oder in jahrelanger Therapie, bis hin zur Psychiatrie, Medikamenten usw. mit auch Nebenwirkungen. Wegen „AD(H)S“ bzw. anderen „Krankheiten“, „Verhaltens-auffälligkeiten“ und dergleichen. Pech? Schicksal? Unabänderlich, zumal mit so wenig Personal, Zeit usw. in pädag. Einrichtungen, Schulen usw. Auch für „normale“ Kinder, die nicht im Heim wohnen ?

Oh nein, nein, nein. Ja, es liegt auch an Umständen, wohl vor allem. Aber nicht nur. Und Umstände werden auch von Menschen gemacht (bzw. hingenommen), sind also *auch von diesen abänderbar* … Der o. g. Junge hatte das – natürlich auch verdiente – Glück, dass er nochmals zwei andere Fachkräfte in dem Heim bekam, die sich um ihn „kümmern sollten“. Die wollte man wohl eh auch etwas beschäftigen (am liebsten wohl auch mit Ritalin, das ging nur „leider" nicht)- mit ihren immer so kritischen Ideen, Methoden,... Die störten ja auch die Ruhe (der anderen Kollegen). Versauten quasi auch deren, „die" Norm (dass da einige – wenn natürlich auch nicht alle - Pädagogen auch einfach einen lauen Job haben wollten mit nicht so viel Arbeit, Unruhe machenden Kids nur nebenbei bemerkt... Deshalb (!) braucht man – angeblich- oft eben auch nur „ruhiger machende" Medikamente für die Betroffenen, auch an Schulen!). Sollten aber eigentlich eine andere, psychiatrische, Einrichtung suchen nur noch... Zu Gutachtern, Ärzten mit ihm gehen wegen Medikamenten (mit oft Stunden langen Wartezeiten, was auch nahezu jeden Deutschen, auch Pädagogen, schon alleine unruhig machen kann. So unruhig bekommt man dann noch vom Arzt „Unruhigheit" diagnostiziert... oh je). Die beiden scherten sich darum aber nicht, gingen lieber nochmals anders heran. Mit auch weniger Vorurteilen. Bzw. mit Vorurteilen *gegen Vorurteile* – und wohl auch mehr Herz- für Menschen aber auch ihren Beruf, ja auch mit und für Menschen-Verstand, Kompetenz, Wissen, ... So z. B. auch dass nur wenige Jahrhunderte bevor Deutschland das Land der „Dichter und Denker" wurde mit Goethe, Schiller und Co. die Deutschen (Germanen) ja als *wildestes* Volk Europas galten, ähnlich etwa den Mongolen... (haben also auch alle Deutschen das „AD(H)S-Gen" in sich? Oh oh.. Und die Amerikaner ja auch, von den Cowboys, ... usw.?). Und seit Zeiten von Dschingis Khan sind in der Mongolei auch schon Jahrhunderte vergangen. Also selbst wenn Gene bzw. Kultur, Herkunft so belastend wäre – was es natürlich eigentlich nicht ist außer es wird durch entsprechende Vorurteile dazu gemacht! – könnte sich das ja ändern. Man beschäftigte sich dann, mit Büchern aus der Bücherei (also keinem Cent extra an Geld, daran liegt es oft auch einfach auch nicht nur) mit der Mongolei, auch *heute,* nicht der vor Jahrhunderten – inklusive auch ihrer *tollen, auch kulturellen usw.* Seiten. Was man auch dem Jungen erzählte, mit dem darüber sprach, ihn auch mehr erzählen ließ – inklusive Wertschätzung auch dafür und noch mehr ihn als Person. Was er, als *Individuum, Mensch* (egal mit welcher Herkunft – die definiert ja Menschen nicht, zumal „der Ruhm ist nichts – die Tat ist alles" (Goethe) auch schon alles kann, trotz schwerer Vergangenheit – *das ist ja dann*

*umso mehr anerkennenswert* - usw. Hörte ihm auch erst einmal mehr zu, was ihn so bewegt, wie es ihm geht, woran er leidet aber auch wovon er träumt, auch beruflich usw. Man sagte und zeigte ihm, dass man an ihn glaubt… Gab ihm Zuwendung, auch Trost.. Alles auch aufrichtig, ehrlich, auch einfach „nur“ menschlich. Sah so auch einen sehr sensiblen, gar nicht (oft bzw. außergewöhnlich oft) „wilden“ Jungen. Sondern einen halt nur manchmal – ja auch positiv – sehr lebendigen. *Den halt nur seine bisherige Behandlung, Lage auch traurig und irgendwann so auch aggressiv machte …* Was es wohl auch z. B. Goethe und Schiller gemacht hätte… Es wurde dann im Heim auch ein kleiner Film gezeigt mit auch tollen Seiten der Mongolei, auch deren Kulturgut usw. Ein Spiel dazu… Der Junge bekam dann auch mehr Freunde … Auch in der Schule. Er war dort dann auch nicht mehr „verhaltensauffällig“ – solche „Hilfeschreie“ bzw. auf sich *aufmerksam* (!) machen, woran es zuvor mangelte – von wegen „*Aufmerksam*keits-Defizit!“ (das hatte nicht er sondern *ihm* wurde, von Anderen (!) zu wenig Aufmerksamkeit, Zuwendung, Respekt gegeben!) - brauchte er nicht mehr, zumal die Lehrer ihn dann auch nicht mehr für „wilden Mongolen“ bzw. „AD(H)Sler“ hielten (diesbezügliche Behandlung, Therapie, Medikamente oder gar Psychiatrie brauchte er nicht mehr) und dann auch anders behandelten (!). Bzw. seine „lebendigen“ Seiten wurden nicht mehr als negativ gesehen, blockiert … Sondern *genutzt* in sinnvollen Bahnen, in – auch mit seiner Hilfe - lebendigerem Unterricht … Er wurde immer besser in der Schule, auch sozial vorbildlich, konnte dann auch auf weiterführende Schulen gehen…
All das war für die Fachkräfte – und natürlich primär den Jungen- natürlich auch eine Riesen-Leistung, sehr respektabel. Kostete aber auch entsprechend Energie- aber nicht mehr Zeit oder Geld. Im Gegenteil. *Und es machte auch allen Beteiligten mehr Spaß, gab auch mehr Freude und Kraft, Sinn, Befriedigung, Zufriedenheit* so als der andere Weg inkl. ewig beim Arzt sitzen, auf Schwächen und Defizite schauen usw. (was *alleine* ja auch schon jeden Menschen auf Dauer depressiv werden lassen würde!). Und es gibt auch heute hinlänglich bekannte fachliche Ansätze, etwa aus der systemischen Beratung und Therapie, die so handeln lassen können. Wonach man eben auch den „Symptom-Träger“ i. d. R. nicht als

eigentliches Problem sieht. Sondern diesen *nur als Zeichen, dass im gesamten System etwas nicht stimmt.* Gerade auch bei AD(H)S – auch wenn das darauf leider nur selten angewandt wird – sehe ich das aber auch so. Nicht die AD(H)S-ler „sind" das Problem. Sondern sie haben, *bekommen* ein Problem durch andere Menschen, s. oben (auch Pädagogen, Psychologen, Therapeuten) bzw. weil das gesamte System (die Schule bzw. Arbeit, das Gesellschaftssystem und auch ganze Bildungs- und Gesundheitssystem) den meisten Menschen heute viel zu wenig Aufmerksamkeit und Förderung gibt, es *da* Defizite gibt – im (Bildungs-/gesellschaftl.) System, der Arbeitswelt usw. Die einzelnen Betroffenen sind also, zumindest in der Regel, nicht die „Ursache" des Problems bzw. tragen diese „in sich", sind selbst das Problem … Sondern vielmehr „nur" Opfer, Folge, Ventil, Zeichen von defizitären, schlechten Bedingungen/Systemen, Abläufen, Strukturen, Umständen, Normen, Politik, Menschen usw. !

Ich traf den Jungen übrigens neulich. Nun als sehr erfolgreichen, zumindest bisher, Student (der Zahnmedizin, ja alles andere als einfach). Das Abitur hatte er mit Bravour bestanden… Der Junge, nun junge Mann, also der ja wegen seiner Herkunft, schweren Kindheit, „Gene" usw. eigentlich bestenfalls *angeblich* nur für die „Sonderschule" bzw. eher Psychiatrie, Werkstatt für Behinderte oder dergleichen „vorbestimmt" war… Das war aber nur die „Vorbestimmung", das (Vor-) Urteil einiger Pädagogen bzw. Therapeuten! *Die* bzw. andere Menschen mit Vorurteilen sollten sich ja aber immer viel mehr hinterfragen, *ihre* Ansichten, Einstellungen, Fähigkeiten- bzw. *diesbezügliche Defizite*, auch einfach „nur" an *Aufmerksamkeit* für ihnen anvertraute Menschen, inkl. derer Bedürfnisse und Stärken - wenn aus einem Kind, Mensch mit (bzw. trotz) ihrer Hilfe noch nicht so viel geworden ist (auch wenn das „geworden ist" natürlich auch nicht nur mit dem Beruf zusammen hängt). Wer z. B. „wer therapiert die Therapeuten" der Berliner Professorin E. Jaeggi liest, Ergebnisse anonymer Umfragen unter sehr vielen Therapeuten (bei Pädagogen sicher ähnlich) warum sie den Beruf gewählt haben- dem wird aber Angst und Bange! (und alleine ich kenne wirklich- neben auch sehr, sehr vielen tollen- auch sehr viele Pädagogen und Therapeuten, die ich gelinde gesagt sehr befremdlich finde…

zumindest nicht sehr herzlich, sympathisch und offen gesagt oft auch oft erschreckend wenig bzw. sogar sehr unterdurchschnittlich schlau… Hingegen aber erstaunlich viele eigentlich außerordentlich intelligente, sympathisch, herzliche „AD(H)Sler“. Die aber vielleicht auch „nur“ den Neid anderer Menschen, auch Pädagogen, Therapeuten, ggf. auch Kollegen, Chefs usw. wecken?). Die meisten nämlich aus *ziemlich* wenig „ehrenwerten“ Motiven – vor allem nur an ihren Gewinn denkend - geschweige denn helferischen Absichten … Und die – sicher auch sehr, sehr vielen – anderen Therapeuten und Pädagogen, die Menschen wirklich helfen, sie fördern wollen, werden ja auch durch üble bzw. unzureichende Bedingungen, Umstände, unsinnige Normen, Ansichten, Vorschriften, teilw. Vorgesetzten, Kollegen bzw. auch Vorurteilen, Politik, Arbeitswelten / Möglichkeiten bzw. nicht- Möglichkeiten (auch für ihre Schüler) usw. Knüppel zwischen die Beine geworfen. Bzw. durch Vorurteile usw. in der Gesellschaft bzw. bei Unternehmern dann nach der Schulzeit. Wie ja z. B. eine aktuelle Studie der Bundesregierung bewies, wo gezeigt wurde, dass schon bei Bewerbungsunterlagen-Auswahl selbst heute noch viel zu viel diskriminiert wird (nach Herkunft- bzw. auch Geschlecht, hier i. d. R. auch nach wie vor meistens Frauen benachteiligt werden). Und nicht z. B. „nur“ nach Leistung, Noten (auch wenn die, wie auch PISA-Studien belegten, für Menschen je nach Herkunft ja schon mehr oder weniger leicht zu bekommen sind, schon da diskriminiert wird). Und da braucht man schon, wie o. g. Mongole, schon auch eher Glück, auch bezüglich der Menschen (auch Pädagogen, ggf. auch Therapeuten /Ärzte- und noch mehr Vorgesetzte, Chefs bzw. auch Mitarbeiter von Ämtern usw.), auf die man trifft. Eine sehr große Zahl auch der „AD(H)S“ – Betroffenen dürften das heute oft nicht haben. Denn Fachkräfte in einem Heim haben oft sogar doch noch mehr Zeit bzw. Möglichkeiten als Eltern, ja auch oft im Dauer-Stress, zur optimalen Förderung. Auch in Sonder-bzw. Förderschulen sind die Klassen manchmal nicht ganz so groß, kann man auf Kinder und Jugendliche doch oft immerhin etwas mehr eingehen als Lehrer. Nur hat man halt als Förder-, Sonder- oder auch Hauptschüler ja nicht gerade die besten berufl. Aussichten. Und man sollte ja auch nicht alle Schüler auf diese Schulen schicken, nur damit sie mehr Aufmerksamkeit bekommen … Sondern alle Schulen – auch nicht nur Privatschulen – besser ausstatten personell, räumlich usw. (bzw. auch erst gar nicht verschiedene, vorab „selektierende", unterschiedliche Schulen machen bzw. es dabei belassen). Klar kostet das auch Geld. Aber wie viel (mehr) Geld – und Leid- spart das ja auf der anderen Seite für sonst natürlich „AD(H)S" , „Verhaltensauffälligkeiten", Kosten für Ärzte, Therapeuten, ALG 2 usw. für so „Problemkinder". Bzw. wie viel geht da auch verloren an deren eigentlich tollen, nur nicht geförderten, Seiten …Von denen es ja aber Millionen gibt, auch immer mehr, zig Millionen, Menschen mit Burn-out usw. aus o. g. Gründen. Wo ja auch selbst dafür Verantwortliche (Politiker) zugeben müssen, dass das auch – wie auch in anderen Ländern – anders, besser gehen sollte und „volkswirtschaftliche" Kosten sicher höher sind als hier vorbeugende Maßnahmen, besser ausgestattet Schulen, Arbeitsplätze usw. Allerdings haben Politiker ja leider oft die dumme „Verhaltensauffälligkeit", dass sie auch ein „Aufmerksamkeits-Defizit"-Problem haben… Ihre „Aufmerksamkeit" für Probleme der „Normalsterblichen" oft nur für den nächsten Wahlkampf reicht .. Und man sie dann daran ansonsten immer wieder erinnern muss.. Das Beispiel der Berliner Rütli- Schule zeigte z. B. ja aber auch, dass Proteste gegen schlechte Zustände durchaus Erfolg haben können. Wo mehr gutes Personal auf einmal bessere Schüler- Leistungen, weniger Gewalt, AD(H)S und andere „Verhaltensauffälligkeiten" usw. brachte! Obwohl es die gleichen Schüler waren, die dann eben „nur" besser gefördert werden konnten. Und *auf einmal nicht mehr „Problemschüler" waren /AD(H)S hatten und die Lehrer auf einmal nicht mehr überforderte* (angeblich wenig geeignete)! Auch weil sie dann endlich besser unterstützt wurden bei einem alles andere als einfachen Job. *Das* Alles ist sicher auch eines der besten Mittel, „Medikamente" gegen A(D)HS (-verursachende Umstände). Die „Verhaltensauffälligkeiten" zuvor der Schüler (und auch vieler Lehrer) waren dort – wie bei auch sonst Millionen anderen Menschen – letztlich *gesunder Protest, Verhalten gegen unzumutbare, auch Fähigkeiten einengende usw. Verhältnisse! Bzw. zu wenig mögliche Aufmerksamkeit (der Lehrer bei viel zu großen Klassen bzw. zu wenig Lehrern).* Und auch das ein Beispiel, das sehr mahnen sollte gegen Problem- Suche (nur) in den Personen, Menschen- statt in schlechten

Bedingungen! Bzw. gegen solche Stigmatisierungen, Diskriminierungen, Vorurteile usw. Die sonst auch fatal enden können! Nicht „nur“ viele Schüler bzw. sonstige AD(H)S-Betroffene sondern auch Lehrer nehmen sich ja wegen schlechter Umstände bzw. auch zu wenig möglicher bzw. bekommener Aufmerksamkeit, Wertschätzung, Unterstützung usw. das Leben! Bzw. weil sie sich als „Versager“ fühlen- bzw. weil ihnen das eingeredet wird. Wie sagte ja z. B. auch der „Weltfußballtrainer“ Pep Guardiola, ja auch Pädagoge, für dessen Verpflichtung der deutsche „Primus“ Bayern München so gefeiert wurde, auch neulich sinngemäß in einem Interview: Das wichtigste für Menschen ist, dass sie sich gebraucht und gewollt fühlen... Dazu braucht es nicht immer mehr Geld und Zeit, oft „nur“ mehr Respekt. Aber auch Bedingungen, die auf jeden genug eingehen können ermöglichen- diese, guten, nannte er ja auch als Hauptgrund um nach München zu gehen. Und das aktuelle Motto „Neukölln ist überall“ des Neuköllner Bürgermeisters, dessen viel beachtetem Buch, sollte man, anders als der, dann wohl auch verstehen im Sinn von „solchen Umständen, Zuständen –bzw. dafür Verantwortlichen (Politikern)- sollte auch überall, wie eben z. B. an der Rütli-Schule, mit (noch) mehr Protest begegnet werden“- mit natürlich auch anderswo ähnlichem möglichem Erfolg...

Vor einiger Zeit wurde man z. B. auch noch angeschaut wie sonst was, wenn man darauf hinwies, dass vielleicht auch nur der – z. B. im Gegensatz zu Brasilien- recht frühe alltägliche Schulbeginn in Deutschland Kinder, Jugendliche unruhig, unkonzentriert macht. Brasilien? Können die was anderes als am Strand rumkicken? Yes, they can... Nachdem nun Brasilien ja zu einer der innovativsten Länder weltweit wurde, auch für deutsche Wirtschaftsexperten, überlegen sich einige deutsche „Experten“ da ja vielleicht auch mal etwas... Zumal nun Anfang 2013 selbst Schweizer Forscher nachwiesen, dass einfach nur etwas späterer Schulbeginn enorm Konzentrationsprobleme mindern würde- für zig Millionen, dann einfach auch „ausgeschlafenere“, Schüler! Und da gäbe es noch unzählige Beispiele.

Wenn ein Mensch in einer Situation, auf einem Gebiet etwas nicht lernt kann er es in einer anderen Situation, später, auf einem anderen Gebiet ja aber ggfs. auch durchaus noch (wie eben auch z. B. Furman belegt oder auch Wulf). „Was Hänschen nicht lernt ...“ ist wissenschaftlich generell auch völlig unhaltbar. Und wurde wohl nur vorrangig von Politikern in die Welt gesetzt, die an auch späterer – statt nur, wenn überhaupt, Frühförderung - Förderung, Bildung, Unterstützung für Menschen – bzw. bessere Umstände dafür - sparen wollen! Wie ja Milliarden-fach durch Menschen belegt können auch ältere, selbst älteste Menschen natürlich noch Vieles lernen, wenn sie (endlich) bessere Förderung bekommen, bessere Bedingungen und ggf. auch Lehrer, Ausbilder haben – was zuvor ggf. fehlte (selbst auch aus Nazi-Deutschland konnte unter anderen Umständen und „Lehrmeistern“ ja ein ganz anderes Land, Volk werden.. Auch ohne Gen-Manipulationen). Endlich gibt es heute ja auch ein stark erweitertes Intelligenzverständnis (nicht nur ein „IQ“, sondern z. B. unterschiedliche mathematische, künstlerische, emotionale etc. Intelligenz, diese hängt zudem ja wiederum auch sehr stark von jew. Entwicklungsbedingungen ab... - dazu und zu weiteren entsprechenden Kritiken zu „deterministischem“, vorbestimmtem Verständnis von Menschen, deren Stärken und Schwächen – und auch dass Menschen natürlich auch an unterschiedlichen Sachen leiden oder sich erfreuen können, Vieles individuell ganz anders empfunden werden kann- vgl. z. B. auch Zimbardo S. 574f.). Wenn auch praktisch viel zu wenig beachtet… Und , vgl. auch das Beispiel der angeblich „unbeschulbaren Mongoloiden“ von denen nun erste, mit endlich(!) der Möglichkeit und Förderung dafür – bzw. weniger Vorurteilen - Abitur machen können, zumal auch sonst gilt „Die Geschichte ist voll von Annahmen über vermeintliche Grenzen der Erziehung des Educanden, die sich nachträglich als falsch herausgestellt haben.“ (Brezinka, W.: Schicksal? Grenzen der Machbarkeit, 120 f. – mit dort auch vielen Beispielen dazu bezüglich Educanden- Menschen die erzogen bzw. ausgebildet werden können).

Ein gutes Beispiel hierfür sind wohl eben auch wiederum Kinder mit „Trisomie 21“ („Mongoloide“), die selbst nach Meinung fast aller Wissenschaftler bis vor noch gar nicht so langer Zeit eben als „unbeschulbar“ galten ... Tja . Nun werden bald die ersten studieren..

Und, last, not least, „...gilt es gerade in der Mannigfaltigkeit der Unterschiede und in den Kontigenzen das Ideal der Menschlichkeit zu begreifen“ (Wulf, S. 59). Also wenn anerkannt wird, dass es letztlich genau so viele unterschiedliche Fähigkeiten – und Schwächen- wie Menschen gibt! Die aber dann natürlich auch alle entsprechend ganz individueller Förderung – und Aufmerksamkeit- brauchen, auch nicht nur auf dem Papier sondern in der Praxis, mit auch genug Lehrern usw. Es gibt keine per se dummen, schwachen Menschen, jeder / jedes menschliche (ja auch immer Mängel-) Wesen hat seine Stärken und Schwächen (oder auch „Macken“) auf dem einen oder anderen Gebiet, abhängig aber eben auch nicht zuletzt von genug guten oder zu wenig bzw. schlechten Lehrern, Ausbildern, äußeren Bedingungen, Umwelten, Umständen, ganz individuell passenden Förderungen oder Nicht-Förderungen etc. ! Bzw. auch Stigmatisierungen, die Millionen Menschen bzw. jeden einzelnen davon treffen, was eben auch nicht nur „psychologisch“ alleine zu behandeln ist sondern auch politischer Schritte bedarf. Wenn es eben gerade auch Umstände bzw. politische /Weltanschauungen betrifft … Deshalb auch meine letzte diesbezügliche Petition . Aus der Pressemitteilung dazu:

„PETITION an den Deutschen Bundestag und Landtage fordert bessere Maßnahmen zum Schutz und gegen Stigmatisierung von Opfern von Burn-out, Mobbing und AD(H)S (als „Sonderlinge“)

19.11.2012 - Der Bundestag und alle deutschen Landtage werden aufgefordert alles ihnen Mögliche zu tun, damit von „Burn-out“, Mobbing und „AD(H)S“ Betroffene nicht als Außenseiter, schwache bzw. mit Makeln behaftete Menschen in der Öffentlichkeit dargestellt werden. Das und auch bessere präventive und Schutz-Maßnahmen ist das Ziel der Petitionen, öffentlichen Eingaben und Briefen auch an alle großen Medien in Deutschland

Die Petitionen wurden am 17. November 2012 vom Dipl.-Pädagogen und Therapeuten Wolfgang Laub eingereicht, der auch Sprecher der Initiative `Burn-out und Mobbing-Opfer sind keine Versager` ist und Vorstand des als gemeinnützig anerkannten Verein `Gedenkbuch e.V. ` (der sich für Opfer von Gewalt jeglicher Art einsetzt) . Die Petitionen fordern so auch besseren Schutz, Unterstützung der Opfer- und Bestrafung der Täter bei Mobbing. Bzw. Ursachen-Bekämpfung, Vorgehen gegen Verantwortliche und, auch bei Burn-out, AD(H)S und Mobbing,

Ursachen.
Es wird hier unter anderem verwiesen auf den kürzlich stattgefundenen Kongress ( `Burn-out? Burn-on!` ) der Deutschen Gesellschaft für Medizinische Psychologie in Heidelberg, bei dem Folgen zunehmender Arbeitsverdichtung und der wachsende Stress in der Arbeitswelt von Medizinern, Psychologen und Gewerkschaftern diskutiert wurden.
Wo auch vor einer Verkennung des Burn-outs als Krankheit und der Verschiebung dieses Problems in die gesundheitliche Versorgung gewarnt wurde: `Burn-out ist nicht das Problem des Einzelnen, sondern Symptom einer krankmachenden Lebens- und Berufswelt`, sagte dort z. B. der Heidelberger Medizinpsychologe Professor Rolf Verres. Mit Hinweis auch darauf, dass in anderen europäischen Ländern dies längst als Problem der Arbeitswelt wahrgenommen wird. In Deutschland werde der Blick aber vornehmlich primär auf Symptome wie Depressivität oder psychosomatische Erkrankungen gelenkt, obwohl es meistens arbeitsbedingte Stresserkrankungen sind. `Belastungen am Arbeitsplatz zu ändern ist ja aber nicht Aufgabe von Ärzten, Therapeuten. Und davon Betroffene haben keine persönlichen Probleme sondern sind Opfer schlechter (Arbeits-)Bedingungen. Diese müssen also primär auch betrachtet werden`, meint auch Laub. Ebenso wie bei AD(H)S z. B. `viel zu große Schulklassen wo oft einfach nur besonders lebendige oder positiv sensible Menschen, (besonders) zu wenig Aufmerksamkeit bekommen und auch dadurch „AD(H)S".

Nach einer Online-Befragung einer Gewerkschaft vor einem Jahr bei Betriebsräten gaben ca. zwei Drittel an, dass arbeitsbedingter Stress und Leistungsdruck in ihrem Unternehmen erheblich gestiegen seien und dass es keine oder zu wenig Hilfen für Burn-out-Betroffene gäbe. `Psychische Störungen` sind bei der Frühverrentung inzwischen Spitzenreiter. Deshalb fordert auch z. B. nun die IG Metall im Verbund mit der Deutschen Gesellschaft für Psychiatrie, Psychotherapie und Nervenheilkunde vom Gesetzgeber eine verpflichtende Arbeitsschutzregelung auch für psychischen Stress. Mit einer von der IG Metall initiierten Anti-Stress-Verordnung soll auch erreicht werden, dass in die Arbeitsschutzgesetze auch psychosozialer Stress am Arbeitsplatz in

die gesundheitliche Gefährdungsbeurteilung eingeht, wie in anderen EU-Ländern bereits geschehen.
Auch dies unterstützt bzw. fordert die Petition (das zu fördern). Darüber hinaus wird dort ganz explizit gefordert, mit auch o. g. Begründungen (dass es eben nicht nur um persönliche Schicksale bzw. Makel geht):
Der Bundestag und die Landtage mögen alles ihnen Mögliche tun (auch durch Öffentlichkeitsarbeit, auch über Ministerien usw.) aktiv Stigmatisierungen von Opfern von Mobbing, Burn-out, AD(H)S und dergl. (als persönlicher Makel) zu entgegnen.

Es wird weiterhin darauf hingewiesen, dass bereits Millionen Menschen bzw. Familien in D. an Burn-out leiden (in der, laut Focus-Titel bereits 2011, `Generation Burn-out`). Ebenso an Mobbing, daran leidet ja sogar schon z. B. zumindest jede 2. Schulklasse -und AD(H)S. Viele davon betreffen sogar gleichzeitig mehrere Leiden.
Weiterhin heißt: "Außer alleine schon daraus oft brutalen psych., physischen, seel. Folgen für Betroffene (und Angehörige) leiden diese meistens, wie z. B. auch im Fokus beschrieben- aber sogar noch vor allem darunter, dass sie sich als "Versager" fühlen. Bzw. als Außenseiter, mit irgendwelchen Makeln behaftet, als (auch) dumm, schwach, hässlich usw. Selbst in seriösen Medien bzw. von führenden Politikern, Ministerien wird das meistens noch so etwas dargestellt, als irgendein persönliches Problem/Makel (wenn ggf. auch nicht böse gemeint), auch z. B. der Lebensführung. Bzw. zumindest wird das fast nie richtig gestellt. Das kann aber fatal für Betroffene sein, die sich so auch noch entsprechend fühlen und so auch nicht der Hilfe wert bzw. auch noch selbst Schuld, das Leid verdient was schon viel zu viele Menschen in den Suizid führte! Zumal sie sich auch so schwach fühlten, dass ihnen anscheinend auch nicht zu helfen war. Und weiter heißt es vom Petenten: „Ich bitte deshalb dringend neben den Medien auch Politiker in Deutschland ständig zu beachten, dass nicht so ein falsches Bild in der Öffentlichkeit gemacht wird. Sondern dass es ja natürlich, auch das sollte immer viel mehr herausgestellt werden, auch aktiv in Publikationen von öffentl. Seite, Ministerien, Aufklärungsmedien usw. auch wirklich *jeden , auch stärkste, schlaueste* Menschen *treffen kann*

zum falschen Ort zur falschen Zeit, auch zufällig. Meistens sogar auch noch besonders leistungs-/ sozial starke Menschen auch die besser ausgenutzt werden können, auch als Opfer der Arbeitswelt ( also auch keine einzelnen Außenseiter sind!) bzw. mehr Neider haben, Mobbing - Opfer (sehen sich die Opfer so, dass sie eben Opfer werden von schlechten, unzureichenden Umständen bzw. Menschen bzw. weil sie sogar eigentlich (sehr, besonders) stark sind, zumindest keine schwachen, schlechten Menschen sind bzw. nur wegen "Makeln" ihre Probleme bekommen- haben sie aber natürlich ein ganz anderes Selbstbild, auch um sich wehren bzw. Hilfe suchen, annehmen zu können (das ist ja auch therap. ganz wichtig, aber auch nicht von Therapeuten alleine zu vermitteln- das Selbstbild von Menschen wird ja auch sehr von Medien/Politikern usw., s. o., bestimmt). Trotz evtl. irgendwelcher Makel die man ja bei jedem Menschen finden kann - Nobody is perfect. Auch Gesundheits-und Sozialministerien sollten hier aktiv(er) gegen dieses falsche (Selbst-) Bild der Opfer vorgehen, informieren (auch wenn natürlich viele Opfer auch fachmänn., ggf. auch medikament. Behandlung bedürfen, es auch Unterschiede gibt usw.)".`

## VI. Stress, Stress, Stress- A(D)HS ist da kein Wunder…

Gegen zu viel Stress kann sicher oft auch ein individuell besprochenes fachmänn. Programm helfen, evtl. auch mit lern- bzw. verhaltenstherapeutischen Elementen oder dergleichen, ggf. Entspannungstechniken usw. Das muss aber wirklich auch immer ganz individuell besprochen werden. Und es ist auch nie ein nur „persönliches Problem". Es sind immer auch die gesamten Lebens-und Arbeitszustände zu betrachten (bzw. auch schulische usw.).

Laut einer Untersuchung der TK und dem F.A.Z.-Institut (zitiert z. B. in der „TK aktuell" 3/2012), empfinden heute bereits „Acht von zehn Personen ihr Leben als stressig. Jeder dritte Befragte steht unter Dauerdruck und jeder Fünfte leidet bereits unter gesundheitlichen

Stressfolgen wie Schlafstörungen". Heute ist auch bekannt, dass „Selbstbestimmung" im Leben ganz wichtig auch z. B. gegen „Burn-out" ist. Wer kann das heute aber schon tun (und wer etwas aus der Norm fallend lebt, denkt,... hat dann ja auch gleich wieder A(D)HS, oder? Bzw. bekommt das zugedichtet- oder auch wirklich, weil das was man gerne selbst täte so eingeengt wird, dass das natürlich unruhig, traurig,... macht). Laut einer aktuellen Forsa- Umfrage wird heute bereits auch schon jedes 8. (!) Kind in Deutschland gemobbt, auch mittels des Internets. Auch oft nur-wenn überhaupt- wegen „etwas anders sein", denken, fühlen (aber ja, siehe oben, auch nicht unbedingt- oder gar nicht-schlechter!). Mit oft gravierenden Folgen. In der Hamburger Morgenpost" vom 1. 9. 2012 erklärt z. B. eine Betroffene: „Kein Mobbing-Opfer wird je vergessen, was ihm angetan wurde"- sagte sie dann, 40 Jahre (!) nach den Taten. Denn ja, in der Tat: Die Zeit ist eine mächtige Meisterin, heilt einige Wunden – aber meistens ja doch auch nur, wenn sie auch zumindest etwas versorgt wurden! Das gilt natürlich gerade auch für seelischen – aber ja auch noch psychosomatischen, körperlichen – Schmerz, auch durch z. B. Mobbing- auch in Form von Verunglimpfungen bzw. Stigmatisierungen von Menschen (auch z. B. „mit A(D)HS"), Burn-out oder was auch immer. Und gerade auch in Deutschland verbreiteter Unfug wie „Was uns nicht umbringt ... „ oder „Indianer kennen keinen Schmerz" (was natürlich völliger Unsinn ist) verhindern aber oft, dass sich schwer Leidende Hilfe suchen, z. B. eines Arztes oder Psychotherapeuten. Wie sehr nötig das sein kann beschreibt aber ein anderes der o. g. Mobbing-Opfer: „Ich habe drei Selbstmordversuche hinter mir, bin seit einem Jahr in Therapie". Richtige Hilfe empfand ansonsten kaum jemand (zumindest nicht von außerhalb der Familie). Wie etwa eine Mutter bezüglich der Peinigerin ihres Kindes, die im wahrsten Sinne der „das Leben zur Hölle machte" berichtet: „Von der Schulleitung bekam das Mädchen ein „Du, du, du- das darfst du nicht" zu hören. Das war s. Meine elfjährige Tochter weiß jetzt ganz genau, was eine `Nutte` und `fette Prostituierte` ist. Sie denkt sie wäre hässlich, dumm und fett". Selbstzweifel, die ohne Hilfe nicht selten viele Jahrzehnte anhalten, auch Leben lang! Und viele solcher Kinder, Jugendlichen, Menschen bekommen dann nur lange Medikamente wegen ihrer Unruhe, Konzentrationsstörungen, Auffälligkeiten (natürlich macht so etwas aber ja auch unruhig, unkonzentriert, traurig, wütend usw.). Statt auch gegen eigentliche Ursachen bzw. die Täter etwas zu tun! Die ja dann auch weiterwirken können, was viele Opfer dann bis hin in den Suizid trieb oder auch „nur" in immer stärkere Medikamente, Drogen usw.- mit natürlich auch verheerenden Folgen. Oder auch „nur" Medikamenten wegen A(D)HS, oft Jahre lang, völlig am eigentlichen Problem vorbei. Und das ist wahrlich auch kein seltener Fall, leider…

Ein heute 31 jähriger berichtet dort zudem z. B. auch von brutalem Mobbing inkl. Hänseleien, Körperverletzungen usw. vor ca. 20 Jahren: „Die Täter agieren nicht alleine und decken sich gegenseitig. Die Lehrer haben dann immer den anderen geglaubt und dachten ich spinne und alles sei nur ausgedacht (...). Obwohl ich das Opfer war, wurde ich zum Schuldigen erklärt" (und wurde dann natürlich auch unruhig, unkonzentrierter, „depressiv"... Aber warum?).

Gerade das, diese Verdrehung – aber auch andere beschriebene Abläufe – hat sich bis heute, wie auch viele andere unzählige Beispiele nicht nur dort zeigen, kaum geändert! Brecht könnte wirklich heute geschrieben haben „Der reißende Strom wird gewalttätig genannt. Aber das Flussbett, das ihn einengt, nennt keiner gewalttätig"**.** Viel, viel zu oft werden aber (nur) Opfer „behandelt" bzw. „ruhig gestellt"- Täter bzw. Probleme verursachende Umstände oder Personen, Themen aber oft kaum behandelt. Teils auch einfach aus Unkenntnis zu großen aktuellen Themen wie eben Mobbing, A(D)HS, Burn-out usw. Das erfordert aber nicht immer nur mehr Medikamente für Betroffene sondern nicht zuletzt auch bzw. viel mehr Fortbildungen für Pädagogen, Ärzte, Therapeuten usw. dazu.

Dann auch noch mit immer noch mehr Verdrehen der Rollen bzw. Tatsachen, der Opfer und Täter- wie er, das Opfer, auch beschreibt: „Mir wurde angelastet ich sei faul…und schlösse mich aus der Klassengemeinschaft aus". Tja – und schon hat man auch noch eine „A(D)HS-typische" soziale Phobie, Angstzustände usw.?

Aber warum wohl, eigentlich- bei natürlich so berechtigter, völlig normaler extremer Angst vor Mitschülern, Tätern, Schule? Ohne ausreichend oder auch nur etwas Unterstützung, Schutz, auch z. B. gegen „Burn-out“ ... Zig Tausende, Millionen Deutsche – und ganz sicher nicht die „Schlechtesten“ (von ihrer Leistungsfähigkeit und Persönlichkeit) bekommen so große Probleme in der Schule und somit im Leben bzw. Beruf – wenn sie dann überhaupt noch einen finden. Auch wenn besagter Mann dies trotz allem tat – auch als positives Beispiel (ebenso wie es auch Millionen andere Menschen gab, die Mobbing, Burn-out und A(D)HS überstanden haben).. Er nennt aber auch Beispiele, dass selbst ohne Kosten in anderen Ländern, als Beispiele auch für Deutschland, noch viel mehr an wirkliche Ursachen gegangen wird, bzw. wirkliche Hilfen: „In England zum Beispiel gibt es Guardian Angels – Ehrenamtliche, die an Schulen Präsenz zeigen, auf Opfer zugehen und helfen. So etwas sollte auch bei uns eingeführt werden“. Dass aber hier und generell bei diesem Thema bei Weitem nicht nur Bürger in die Pflicht genommen werden müssen ist auch klar. Es geht bei alldem natürlich auch um die Verantwortung von Politik, Wirtschaft, auch Behörden, Ministerien, Schul-und Geschäftsleitungen und anderen Verantwortlichen. „Verantwortlich ist man ja wahrlich nicht nur „für das, was man tut, sondern auch für das, was man nicht tut“ (Laotse) – das gilt ja nicht zuletzt auch hier, bei diesen.

Und „schwache Menschen“ gibt es nicht – viele schwachsinnige, überfordernde Umstände, Bedingungen im Alltag, Schule, Kitas, Ausbildung, Beruf usw. und überhöhte Erwartungen, Forderungen an Menschen aber durchaus!

Das trifft natürlich auch gerade besonders fleißige, ehrenwerte, sozial, kollegial, gefühlvoll eingestellte Menschen. Also eigentlich solche mit sehr guten Tugenden. Denen fällt es dann aber auch schwerer „nein“ zu sagen (ein wahres – aber oft nicht leichtes - Zauberwort z. B. gegen Burn-out und auch Mobbing, gegen überfordernde bzw. schlechte Umstände, Anforderungen, Menschen ...!). Weil sie auch sehr hohe – oft auch soziale – Ansprüche an sich haben. Ja auch aller Ehren wert. Nur eben leider auch gut auszunutzen, zu überfordern (mit auch, dann immer viel im Kopf natürlich auch mehr möglicher Unkonzentriertheit als wenn man immer nur „sein Ding“ im Kopf hat, nur seine Interessen usw.) Zumal wenn man immer nur mit „besonderen“ Leistungen zufrieden ist.

Heute ist es ja aber normalerweise schon alleine eine ungeheuere positive Leistung „nur“ zu überleben, den Alltag zu überstehen (der ja auch wie gesagt fast alle Menschen unruhig, gestresst usw. macht). Es ist unbedingt, existenziell nötig das nicht nur als „Selbstverständliches“ zu sehen. *Das als nicht nur „selbstverständlich“ zu sehen kann Leben retten!* Denn wenn man das, „Alltägliches“, gar nicht mitrechnet bei dem, was man alltäglich leisten muss, leistet, wird man seine verbleibenden Kräfte für „Sonstiges“ (besondere, außergewöhnliche Leistungen, Anstrengungen) völlig überschätzen und damit diese, sich früher oder später ruinieren- natürlich auch zunehmend mehr unruhiger, nervöser bzw. depressiver usw. werden (bzw. auch nicht als verständlich sehen können, dass man öfters gereizt, unkonzentriert usw. ist). Und man sollte sich zudem, deshalb, auch genug Ruhe- und Erholungszeiten einplanen ... (bzw. diese ruhigen Gewissens genießen, nutzen- bzw. sich dazu, ggf. auch therapeutische, Hilfe suchen. Auch ggf. für mehr Selbst-Wertschätzung und deshalb auch verdienten Pausen, Unterstützungen). *Was sonst wirklich tödlich enden kann, auch schon bei jüngeren Menschen*!

Denn auch der stärkste Motor bzw. Körper, Geist brennt bei ständiger Überforderung aus, man wird nervös usw.

Das Beste geben – gut. Aber bitte nur das *Menschen*mögliche! Wir sind leider – oder zum Glück - keine Götter oder unverwundbare Superhelden, Maschinen, Roboter ... Jeder Mensch wird auch gebraucht, kann wertvoll sein– aber ohne sich dafür kaputt zu machen (lassen)! Anerkennung bei anderen Menschen-privat, im Job usw. nur durch Leistung suchen zu wollen (und vielleicht auch noch mit ständig viel zu hoher oder unangemessener)– und nicht auch „nur“ einfach wie man ist (bzw. auch „nur“ *angemessene, passende* Leistungen) führt auch zwangsläufig in den „Burn-out“ bzw. Nervosität, Depressivität usw. Zumal man als „Belohnung“ für gute, immer bessere und größere Leistungen auch oft nur immer noch höhere Messlatten bekommt – die irgendwann auch stärkste Menschen überfordern. Man ist ja mit Burn-out oder A(D)HS auch kein „Versager“ – sondern *Kräfte, Körper, Nerven, Geist versagen natürlich bei viel zu hohem, langem Druck, Anforderungen, Stress und auch zu wenig Schutz dabei*! Und dagegen können, müssen manchmal

vielleicht auch Medikamente helfen. Nur diese auf Dauer aber auch nie, sonst platzt irgendwann auch einmal das damit „ruhig gestellte Pulverfass“, der Deckel auf dem „zugedeckelten“ Druck-Kessel!
Zumal kranke Gesellschaften – wie sicher auch zu großen Teilen unsere – ja (gerade auch) die besten, stärksten Menschen krank machen. Und in Deutschland ist das Gesundheitssystem ja auch nicht immer sehr hilfreich – sondern oft eher, s. oben, eine Haupt-Problem- Ursache..
Hilfe dort zu finden oft auch nicht gerade einfach, leider.
Man sollte aber auch wirklich nie die Hoffnung aufgeben.
Auch beim Bewältigen von A(D)Hs oder z. B. auch Burn-out: Man wächst, mit Unterstützung dabei, auch hier mit den Aufgaben, Übung macht den Meister ... Aller Anfang ist schwer dagegen, es sieht oft unmöglich aus – aber dann wird es, mit guter Unterstützung, auch leichter. Und man hört oft gerade dann auf zu gehen, wenn man kurz vor dem Durchbruch steht. Z. B. sich einen Termin bei einem Arzt oder Therapeuten geben zu lassen. Natürlich brauchen Betroffene auch sofort Hilfe – und können nicht darauf warten, bis sich gesellschaftlich bzw. politisch genug geändert hat an Umständen in Schule, Beruf usw. Auch wenn hieran natürlich auch gearbeitet werden muss.
In Deutschland gab es so, s. oben, nicht „nur“ bei Zahlen von A(D)HS-Betroffenen bzw. diesbezüglichen Medikamenten aber wirklich wahnsinnige Steigerungen… In den letzten 6 Jahren hat sich auch die Zahl der Burn-out Betroffenen fast verzehnfacht (!). Es betrifft, wie z. B. in einer Studie der AOK bestätigt, eine immer weiter steigende Zahl von Menschen (demnach hat sich bei z. B. über 10 Millionen untersuchten „Arbeitnehmern“ in Deutschland die Zahl der Burn-out-Diagnosen zwischen 2004 und 2010 verneunfacht!). Da zumindest viele A(D)HS-Symptome denen von „Burn-out“ ähneln bzw. daraus resultieren können wäre gut denkbar, dass immer mehr „erwachsene A(D)HS-ler“ vielleicht auch eher „nur“ ausgebrannt sind, Burn-out haben … All diese Zahlen, auch bezüglich Mobbing - zeigen ja schon, dass all das auch nicht nur wenige Menschen, Außenseiter, betrifft- sondern fast schon eher die Regel ist in unserer Generation (eben "Burn-out" – bzw. auch A(D)HS) ... Und trotz allen schon sonstigen enormen Leiden dabei: Ein Haupt-Problem dabei ist, wie z. B. auch in o. g. Focus-Artikel schon 2011 zu

lesen, immer wieder, dass Betroffene sich als schwach, dumm, hässlich, „Versager“ und dergleichen fühlen. Und deshalb auch kaum der Unterstützung wert. Weil auch immer wieder, selbst in seriösen Medien - wenn auch in nette Worte gekleidet - verbreitet wird, dass die Opfer von „Burn-out", Mobbing und A(D)HS halt eben doch Außenseiter sind. Bzw. krank. Mit irgendwelchen (negativen) Besonderheiten, Schwächen bzw. eben halt nicht so toll, hipp etc. wie der Rest. Aber wie gesagt- *das Gegenteil* ist sogar ja gerade meistens der Fall (zumindest gibt es ja auch keine per se nur dummen und schwachen oder hässlichen Menschen – und ob immer so „hipp“ zu sein gut, nötig ist? Doch sicher, gerade heute, nicht!). Gerade auch starke, schöne, herzliche Menschen, nicht zuletzt sehr sozial eingestellte- die sich auch viel um nahestehende oder fremde Menschen kümmern- „Helden des Alltags“ sind heute auch betroffen – die haben aber auch eigentlich große Ressourcen, um sich zu wehren (mit Unterstützung). Auch prominente Burn-out Opfer (wie z. B. Herr Hitzfeld, Kahn, Rangnick, Guardiola usw.) sind ja auch die stärksten, erfolgreichsten ihrer Zunft und nicht „schwache“. Ebenso wenig wie Einstein, Mozart,… Oft auch mit sehr großem sozialen Engagement (wie z. B. eben auch Einstein). Und auch mit viel „Feuer“, nur dann kann ja auch etwas „ausbrennen“ ... Und, wie gesagt, Einstein, Mozart und dergleichen waren sicher ja auch nicht gerade die dümmsten, schlechtesten Menschen…

Erst wenn das, ihre Stärken, Betroffene erkennen sehen sie sich auch der Unterstützung wert – und in der Lage sich (damit) zu wehren, auch berechtigt. Stark genug dafür zu sein - und das sind sie, auch wenn sie gerade sich nicht so stark fühlen, ihr „Akku“ gerade nicht aufgeladen ist - mit Hilfe - die jeder Mensch ja auch einmal braucht! Auch die Stärksten! Gerade guten / leistungsstarken Menschen wird aber auch oft zu viel des Guten aufgebürdet, zu viel ihrer *guten (!)* Fähigkeiten, Seiten abverlangt. Ausgenutzt, geneidet, gequält ... Was natürlich ausbrennt (mit Folge von „Burn-out“ und dergleichen). Gerade tolle, starke, schöne, soziale, helfende Menschen rufen zudem ja auch viele Neider hervor. Und werden so Opfer von z. B. auch Mobbing. Bzw. werden ja vielleicht auch aus Neid, manchmal sogar von Pädagogen (auch Ausbildern,… ) oder Leitungen zum „A(D)HS-ler“ abgestempelt… Eigentlich logisch. Nur für die Betroffenen, Opfer – manchmal auch Familien - natürlich kaum zu sehen- wenn sie ständig mies gemacht werden und ihnen ihre gute Seiten nicht genug von Anderen bestätigt werden (auch von Medien aber last, not least Freunden, Partnern, der Familie, Lehrern etc. -bzw. auch Kollegen oder Chefs, was heute leider ja auch eher die Ausnahme ist. usw.). Deshalb, bitte, nochmals:

Wird Opfern von Burn-out, Mobbing, A(D)HS bewusst (gemacht), dass sie gerade betroffen sind, weil sie *tolle* Menschen – bzw. zumindest nicht „schlechte" - sind, können sie auch ihre Stärken mehr, ggf. auch zur Verteidigung, nutzen. Und Unterstützung suchen, bekommen, besser bzw. überhaupt annehmen. Solange sie vermittelt bekommen, dass die Ursache darin liegt, dass sie „schwach", Außenseiter, „geborene Versager", nur „krank" (ggf. schon „genetisch bedingt", völliger Unfug), Loser oder dergleichen sind, kann ihnen sicher kaum geholfen werden- was bis zum Suizid führen kann! Oder auch „nur" dazu, dass sie nie ein erfülltes Leben führen, ihr Potenzial nutzen können - im Sinn einer „sich selbst erfüllenden Prophezeiung", in ihre Rolle gefügt des *vermeintlich* Schwachen, ggf. sogar Versagers („dumm geboren ...", „geborenen Losers" – das gibt es aber nicht!) ...

Natürlich wäre es aber z. B. auch nie zum „Wunder von Bern" oder anderen Weltmeisterschaften bzw. „Sommermärchen" z. B. im Fußball oder anderem Sport oder sonstigen menschlichen Errungenschaften gekommen, wenn die Trainer bzw. Lehrer, Ausbilder etc. den Spielern, Schülern usw. nur gesagt hätten was sie alles *nicht* können.

Ständig über deren Schwächen geredet – statt gerade auch über Stärken (bzw. für tatsächliche Schwächen Hilfestellungen). Und nicht auch gesagt hätten, dass natürlich auch frühere Misserfolge, Niederlagen- die auch jeder Mensch oft hat- nicht bedeuten müssen, dass man danach auch immer wieder verlieren muss. Nicht nur im Sport kann man aus solchen ja sogar wachsen, daraus lernen (das „Wunder von Bern" mit dem 3:2 im Finale gegen Ungarn hätte es so ja z. B. wohl gar nicht gegeben ohne das 3:8 (!) kurz zuvor gegen den gleichen Gegner ... Der letzte CL- Triumph einer deutschen Mannschaft wird darauf zurückgeführt, dass die dramatische Niederlage im Finale davor die Spieler erst richtig motivierte usw.). Ebenso wie fast alle anderen großen

Erfolge, nicht nur im Sport. Natürlich braucht man erst einmal einige Zeit um das zu verkraften (und in der Regel auch Unterstützung dabei). Aber mit der Zeit (und Unterstützung) ... Und im Sport, z. B. deutschen Fußball, sucht man heute gerade ja auch nach Menschen mit „Ecken und Kanten", die auch etwas aus der Reihe fallen. Viele davon verehrten könnte man, böswillig, wohl auch „ADHS" zuschreiben. Sie sind aber Stars (und dass sie ihren Bewegungsdrang durch Sport abbauen ist ja auch etwas Gutes, Vorbildliches, Machbares auch für andere Menschen, Kinder usw. *Mitglieder in guten Sport-Vereinen werden z. B. fast nie kriminell, drogenabhängig… Und auch gegen A(D)HS dürfte das sehr oft mit am besten helfen*, auch besser als (nur) Medikamente). Was ja aber also auch nichts Schlimmes, Schwaches, Negatives sein muss. Selbst vermeintlich tatsächliche „Macken" – wo ja aber auch eher die Frage ist wie man diese, siehe oben - sieht bzw. nutzt! Aber wenn man Menschen als (geborene) „Loser", „Versager" abstempelt – bzw. dem nicht widerspricht - trauen die sich natürlich auch kaum noch etwas zu, auch zunehmend weniger, auch auf immer mehr Gebieten nicht. Und das auch oft auf Dauer. Wenn man z. B. „selbst schuld" für etwas gemacht wird, wofür man in der Regel nichts kann (und dafür dann z. B. auch noch gehänselt wird). Wie z. B. eine Krankheit (wenn es das, A(D)HS, wirklich ist) oder auch z. B. Arbeitslosigkeit. Wie auch beispielsweise zu sehen in der ZDF- Dokumentation „Auf der Suche nach dem Glück" vom 17. 8. 2012. Wo nun auch der Leiter des Deutschen Institutes für Wirtschaftsforschung, G. Wagner, auf ganz klare Untersuchungen hinwies, die belegen, dass Arbeitslosigkeit und Krankheit eine sehr große Ursache für unzufrieden und unglücklich sein werden können. Sicher auch für z. B. „AD(H)S" (-Symptome). Auch noch Jahre danach (auch nach Arbeitslosigkeit, dann auch mit weniger Selbstvertrauen im Beruf und Problemen deshalb). Das kann natürlich auch dauerhaft depressiv machen – so dass man sich dann wirklich evtl. auch (etwas) „hängen lässt", evtl. auch „gehen lässt", zu wenig aus sich macht (oder auch unruhig, depressiv, aggressiv usw.). Aber nicht weil man so ein schwacher, passiver – bzw. hektischer, aggressiver-, schlechter Mensch ist – sondern evtl. dazu etwas gemacht wurde durch Jahre lange Arbeitslosigkeit, Armut, Chancen-und Perspektivenlosigkeit bzw.

schlechte Umstände, Bedingungen usw.! Das kann, ohne Ausnahme, *allen* Menschen, auch berufstätigen, so gehen- egal wie stark, schlau usw. sie sind. Regierungen könnten sich auch laut Wagner deshalb nicht mehr herausreden, dass das Menschen doch nicht ganz so belasten würde bzw. das nur „psychotherapeutische", „persönliche" Probleme wären.
Und ja, in der Tat kann die Einstellung zu Dingen sehr entscheidend sein, zumal wenn man sie alleine kaum ändern kann (politisch, wirtschaftlich wäre aber ja sehr wohl etwas gegen Arbeitslosigkeit und Armut zu tun von Verantwortlichen ... Worauf Herr Wagner auch hinwies. Nur als Betroffener davon hat man ja oft kaum Chancen). Aber dann ist ja wiederum entscheidend *welche* Einstellung geändert werden muss – z. B. *sich* zu sehr bzw. überhaupt zum Problem zu machen als „Außenseiter", (nur) „Kranker", „Arbeitsloser", auch „Behinderter" (oder auch „Ausländer", „Ossi" usw.)- und damit auch als „gefundenes Fressen" für z. B. Mobbing oder auch Burn-out (wenn man z. B. vermeintlich froh sein soll überhaupt einen Job annehmen zu dürfen -und ggf. auch eine Partnerschaft- sei er auch noch so unerträglich, ausnutzend- und dort natürlich dann auch unruhig, depressiv bzw. aggressiv usw. werden kann). Anstatt dass die wirklich Verantwortlichen (in der Wirtschaft und Politiker, aber auch viele Pädagogen, Therapeuten usw., siehe oben) aber endlich einmal ihre Verantwortung mehr übernehmen, sich nicht mehr länger herausreden und besser handeln – auch über nur Wahlkampfversprechen hinweg. Denn dann würden auch die *Opfer* solcher Politik bzw. Wirtschaft, Ökonomie nicht mehr letztlich zu (vermeintlichen) Tätern, Verantwortlichen, „Kranken", „Schuldigen" – und sie wären auch nicht mehr (da vermeintlich „selbst schuld" bzw. zu schwach, dumm, krank, ...) so ausnutzbar bzw. mögliche Opfer für Mobbing und Burn-out, wenn sie so dann auch besser geschützt werden würden! Zumal in o. g. Sendung auch die Neurowissenschaftlerin Prof. T. Singer vom Max-Planck-Institut in Leipzig bzw. Berlin darauf hin wies, dass die Einstellung im Denken, die Sicht der Dinge natürlich ganz entscheidend sein kann bezüglich Zufriedenheit, auch auf Dauer (wieder) möglichem Glücksempfinden. Wie soll man aber zufrieden, glücklich sein können, wenn man sich letztlich selbst schuld sieht an seinem Unglück, Not (bzw. auch noch dem seiner Partner, Familie, die ggf. auch

unter Arbeitslosigkeit, Krankheit, Not bzw. anderen *vermeintlichen* „selbst verschuldeten Makeln bzw. Folgen daraus" leiden – bzw. dass man diese hat oder nicht mehr aus sich macht, deshalb sehr traurig bzw. depressiv bzw. auch aggressiv wird)? Bzw. einem das von anderen – wenn auch völlig zu unrecht – eingeredet wird? Anstatt dass man, nötiger- und gerechtfertigterweise, viel mehr darin bestärkt wird sich auch als *guten* Menschen sehen zu können! Der vielleicht- wie sicher auch Einstein und Mozart- Hilfe und ggf. auch Medikamente braucht zeitweise bzw. immer wieder einmal. Natürlich auch – wie *jeder* andere Mensch auch, auch der schlaueste, stärkste- mit Schwächen ...
Aber eben auch mit *garantiert sehr vielen Stärken*! Sich das zumindest auch wieder etwas vorstellen zu können- was extrem wichtig sein kann, ist- denn „Vorstellungskraft ist wichtiger als Wissen" sagte sogar Albert Einstein. Wenn man mit seinen Kräften bzw. mit seinem Selbstwertgefühl ziemlich am Ende ist braucht man dabei aber natürlich auch Unterstützung, auch gutes Zureden!
Selbst z. B. der nun ja mehrmalige, Rekord- „Weltfußballer" (und Millionär) L. Messi war in seiner Jugend ein sehr schwächliches Kind, wurde gehänselt ... Wäre ohne entsprechende Förderung, auch medizinische und längere medikamentöse, wohl in einer „Sonderschule" und ggf. auf der Straße gelandet. Wie heute weltweit sicher auch völlig unnötig Milliarden (!) weitere Menschen. Er landete aber in der anerkanntermaßen besten „Talent-Schmiede" im Fußball (des FC Barcelona) weltweit… Und wurde so, dort Weltbester… Mit den gleichen „Genen"… Die also letztlich nicht das Entscheidende sein können- sondern eben viel mehr die Güte der Förderung oder nicht-Förderung, der Umwelt…
Wie sehr – gerade *sehr gute, herzliche-* Menschen, die sich aber völlig zu Unrecht als Versager fühlten, litten und was sie alles zu leisten bzw. erleiden hatten wird ja viel zu oft auch erst nach deren Tod bekannt (nicht nur bei prominenten wie z. B. auch dem Nationaltorwart Robert Enke, ja auch *besten* seiner Zunft und auch sehr sozial engagiert) – da sollte man unbedingt früher achtsamer und aufmerksamer sein. Zumal solchen Menschen oft schwer fällt um (genug) Hilfe zu bitten bzw. das

anderen Menschen deutlich zu signalisieren! (was sich, siehe R. Enke, oft auch sehr schnell fatal zuspitzen kann ohne ausreichende Hilfe!).
Ebenso wie diesen, s. oben, auch ausreichend deren Stärken und mögliche Ressourcen, Unterstützungen signalisiert, „gespiegelt", gesagt werden sollten. Denn sonst denken Betroffene ja, dass sie gar keine Chancen bzw. mögliche Unterstützungen haben können, was auch fatal sein kann.
*Sich alleine stehend, auch alleine dadurch als „Außenseiter", fühlend.* Denn, wirklich, "Die größte Entdeckung meiner Generation ist die, dass der Mensch nur durch Änderung seiner Einstellung sein Leben ändern kann." Auch aber um – diese Ergänzung ist m. E. sehr wichtig – ggf. Umstände mit ändern zu können. Und die Einstellung zu möglicher Hilfe, ob es die gibt, und sich selbst ist dabei natürlich nochmals besonders wichtig – auch für Selbstbewusstsein, Selbstwertgefühl bzw. „Selbst-Wertschätzung"- gerade auch gegen Mobbing und Burn-out - bzw. vorbeugend und verteidigend dagegen, ebenso wie natürlich bei A(D)HS- bzw. gegen das evtl. zu unrecht diagnostiziert zu bekommen bzw. deshalb „abgestempelt", abgeschrieben zu werden. Bezüglich seiner Ressourcen aber auch der Schwere der Problematik- oft aber eben nicht „in sich" sondern der Belastungen durch die Umwelt - ist wirklich wichtig ganz davon überzeugt zu sein. Denn „Man sieht nur, was man glaubt ..." (Maturana, H. R./Varela, F. J. „Der Baum der Erkenntnis. Die biologischen Wurzeln des menschlichen Erkennens"). So z. B. eben auch das Gute, Starke in einem selbst. Fühlt man sich als „Loser" bzw. „nur" A(D)HS-ler, wird einem das eingeredet, wird man kaum etwas Positives an sich finden können (bzw. ggf. auch erkennen können, dass diese Diagnose gar nicht stimmt!). Aber auch die Schwere des Leidens, warum auch immer, sei es auch „nur" der unguten Umwelt- was natürlich auch extrem sein kann - und deshalb auch nötiger weise zu suchender Unterstützung kann man nur sehen, auch einfordern können, wenn man davon überzeugt ist!
Und ja, „Wenn es einen Glauben gibt, der Berge versetzen kann so ist es der Glaube an die eigene Kraft" (M. von Ebner- Eschenbach). Diesen Glauben muss man ja aber erst einmal finden bzw. vermittelt bekommen! Und Burn-out, A(D)HS erzeugenden Umständen zu begegnen- bzw.

diese erzeugende Umstände bzw. Menschen- bedarf wahrlich einiger Kraft (auch zum Übersteigen großer „Berge“). Die man aber nur haben kann, wenn man eben den Glauben daran behält bzw. (wieder) bekommt. An sich, das Gute in sich – aber auch dass es noch gute, helfende Menschen gibt. Wozu – alleine schon den Glauben (wieder) zu bekommen - man oft auch Unterstützung bedarf von Mitmenschen und diesbezüglichen Fachkräften. Sozusagen auch Bergsteigern, - Führern. Manchmal aber auch Seilen, bildhaft gesehen, z. B. auch in medikamentöser Form. Aber zumindest nicht nur! Zumal auch immer wieder –positiv – überraschend – ist wie Menschen oft sehr schnell geholfen werden kann (oft selbst nach, in andere Richtungen gehende, langen Therapien zuvor) wenn ihnen auch fachmännisch vermittelt wird, dass sie sich viel zu viele Vorwürfe machen (lassen)! Ja, wirklich, *„gesegnet sind die, die uns vor der Selbstverachtung heilen. Unter all den Diensten am Menschen kenne ich keinen kostbareren“* (W. White).

Nur wenn man sich selbst auch nicht als nur „mies“, schwach, krank (wenn überhaupt), wenig wert fühlt wird man sich auch bessere Jobs und Partner, „Freunde“ suchen als miese (die einen mies behandeln bzw. ausnutzen). Bzw. tatsächlich gute Freunde, Partner bzw. Wertschätzungen, Lob und Hilfe auch als „verdient“ ansehen, annehmen bzw. finden können. Damit man sich auch weniger als „selbst schuld“ oder zu schwach, keiner Hilfe wert sieht. Zumal, nochmals, da auch so wichtig: S*ich Hilfe zu suchen ist auch wahrlich nicht schwach,sicher kein Zeichen von Schwäche, im Gegenteil, wirklich: „Nichts vermittelt ein größeres Gefühl von Stärke als ein Hilferuf“* [ G. MacDonald ].

Wobei eigentlich natürlich nicht nur, erst Betroffene bzw. auch z. B. deren Eltern sich Hilfe suchen müssten, was als Betroffener, auch wenn es einem eh nicht gerade so gut geht, auch schwer ist. Es müsste natürlich auch von anderen, dafür Verantwortlichen, auch vorbeugend etwas getan werden- auch mit härteren Gesetzen bzw. Strafen (auch abschreckend für potenzielle „Nachahmer“) gegen Täter. Bzw. gegen Verantwortliche für krankmachende Geschehnisse, Umstände, Strukturen (bzw. solche, die Menschen ungeschützt lassen). So nicht zuletzt auch solche, die A(D)HS, Burn-out erzeugen bzw. zulassen und auch Mobbing. Was alles unheimlich viele Menschen betrifft mit brutalen Folgen. Auch „Mobbing" . Wie z. B. Wikipedia dazu (Artikel zu „Mobbing") zu entnehmen ist alleine die Zahl der Mobbingbetroffenen in Deutschland über 1.000.000 Erwerbstätige (zudem zusätzlich ja noch unzählige Schüler usw. „Dunkelziffern" sind sicher auch sehr hoch). Zu den häufigsten Folgen gehören demnach bzw. laut „Mobbing-Report" Unausgeglichenheit (23,7 %), soziale Isolation (21,6 %), Streit in der Familie beziehungsweise Partnerschaft (19,7 %), allgemeine Belastung (16,6 %), finanzielle Probleme (15,4 %), Antriebslosigkeit (13,9 %), Aggressivität (9,6 %), Überschattung des Privatlebens (9,6 %) und Depressionen (9,3 %). Zumindest fast alles könnte man bei A(D)HS auch finden... Bzw. das dadurch ausgelöst werden. Ein Schelm, wer da an Zusammenhänge denkt? Oder sind viele „A(D)HSler" vielleicht auch eher „nur" Mobbing-Opfer (oder eben auch solche von Burn-out), die aus Scham darüber nicht reden bzw. denen nicht richtig zugehört wird, warum sie eigentlich solche o. g. „Symptome" zeigen? Zudem werden ja aber sicher auch unzählige A(D)HS- Betroffene auch Mobbing-Opfer, als Opfer fieser, dummer (zumindest weil ihnen nicht klar ist, was sie damit anrichten) Menschen. Es empfiehlt sich dann sicher die Unterstützung eines Mobbingberaters zu suchen, wie es auch bei Wikipedia heißt: „Erster Ansprechpartner ist immer der Vorgesetzte, oder falls dieser am Mobbing beteiligt ist, dessen Vorgesetzter. Kollegen kommen genauso als Unterstützung in Frage. Gespräche mit dem Täter sollen grundsätzlich zu Dritt geführt werden. Der Dritte dient dabei als Zeuge, Katalysator, Moderator, Coach oder Mediator. Der Betriebsrat beziehungsweise der Personalrat kann als Interessensvertreter des Mitarbeiters als Partner für Mobbingopfer geeignet sein, besonders, wenn Führungskräfte am Mobbing beteiligt sind. Insbesondere in kleineren Firmen und im öffentlichen Dienst (Personalrat) kann es aber passieren, dass sich der Betriebsrat mit den Angreifern solidarisiert. Externe Beratungsstellen stellen eine weitere Anlaufstelle für Mobbingopfer dar". Auch für Betroffene, Opfer bei anderen Problemen gibt es immer Wege, Unterstützung (s. auch Anlage – bzw. andere Vertrauenspersonen wie z. B. auch Lehrer, Vertrauenslehrer, Schulpsychologe, Schülervertretung bzw. Polizei, Anwalt).

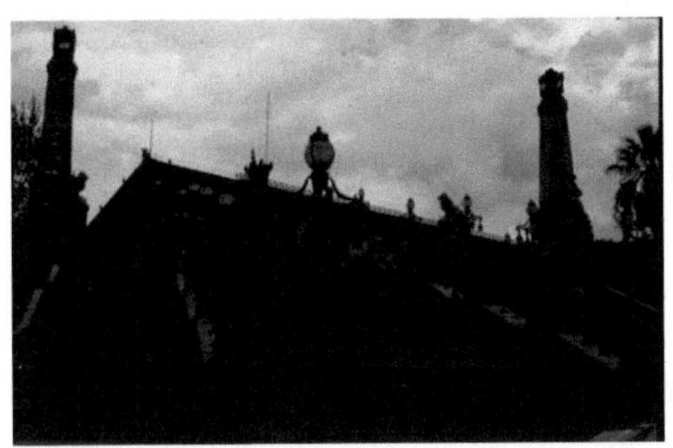

## VII. Mehr Stärken der Menschen sehen..und diese schützen!

Und Unterstützung der Opfer ist mehr nötig – wenn es eben sicher auch gerade nicht nur schwache, „ängstliche" sind (denn Mobbing macht natürlich immer, *jedem* Menschen Angst und auch stärkste Menschen brauchen sehr oft im Leben Hilfe!) ist unbedingt nötig, auch von Burn-out und A(D)HS- bei eben auch unzähligen, Millionen Menschen!
Auch wenn es auch unzählige -tolle!-„*Paradies*-Vögel" sind.
Natürlich nicht zuletzt auch älteren Menschen. Aber es fängt eben schon bei Jugendlichen und sogar Kindern an, die heute schon von klein auf überfordert, ausgebrannt (bzw. auch Opfer von Mobbing) werden. Wie z. B. auch in einer ARD-Dokumentation zu sehen (vom 7. 5.2012, „Pillen für den Störenfried? Psychopharmaka im Kinderzimmer"). Im Programm-Text dazu hieß es: „(...) Müssen die Kleinsten in unserer Gesellschaft schlucken, um dem Leistungsanspruch ihres Umfelds zu genügen? Die Entwicklung ist dramatisch: Die Anzahl der Rezepte für

Psychopharmaka für Kinder und Jugendliche ist innerhalb der letzten 15 Jahre von 5.000 auf 380.000 pro Jahr angestiegen(...)"!
Begründet mit nicht zuletzt immer höherem gesellschaftlichen Druck- auch auf Eltern- und Erwartungen, „Früherziehungs-Wahn" und dergleichen. Und das beginnt teilweise erst, es ist eher mit zunehmenden Zahlen zu rechnen. Zumal es sicher auch noch immens hohe „Dunkelziffern", also noch nicht bekannte Opfer gibt. In einer repräsentativen Umfrage des Marktforschungsinstituts Innofact unter Berufstätigen sagten z. B. Anfang 2012 40 % der befragten Burn-out-Opfer, dass sie sich weder mit Kollegen noch mit Vorgesetzten über das Thema ausgetauscht haben (Quelle: n-tv.de / dpa). Und das betrifft sicher auch nicht nur Berufstätige. Andere Menschen werden bisher nur noch nicht so sehr statistisch erfasst, zumal der Begriff „Burn-out" noch nicht endgültig geklärt ist, außer wenn sie auch arbeiten. Aber auch nicht bzw. nicht nur Berufstätige können natürlich auch „Burnout" oder andere, kaum weniger belastende, Erschöpfungszustände bzw. Depressionen (mit daraus auch wieder möglichen Erschöpfungszuständen bzw. Unruhe usw.) bekommen. Das Apothekenmagazin "Baby und Familie" 4/ 2012 berichtete so zum Beispiel: „Ärzte behandeln zunehmend ausgebrannte Schüler, Studenten und Mütter. Baierbrunn (ots) – Der Anteil der Burn-out- oder Depressions- Diagnosen bei Krankschreibungen steigt stetig. Die Krankenkasse KKH-Allianz meldet ein Anwachsen von 13 Prozent im Jahr 2009 (...) im ersten Halbjahr 2011. Ärzte und Therapeuten berichten, dass sich auch die Klientel ändert: Zu ihnen kommen immer mehr Mütter. Viele Frauen brächen unter der Doppelbelastung von Job und Familie zusammen, sagt Dr. med. Gernot Langs, Chefarzt der Schön-Klinik für Psychosomatik in Bad Bramstedt (...)".
Es betrifft also wahrlich nicht nur einige, schwache Menschen, nur Berufstätige- auch wenn viele Menschen heute ja sogar Doppelt- oder Dreifach- Belastungen haben. Z. B. eben Mütter und Väter. Und auch viele Schüler, Studenten – und auch Rentner, sogar Berufstätige usw. - müssen ja auch noch nebenher arbeiten, haben auch zunehmend Stress durch z. B. „Turbo-Abi" oder –Studium. Und selbst wenn schon Einiges vorbeugend und schützend getan wird, auch schon an Schulen, gilt ganz sicher, dass das noch nicht reicht- da es immer noch zu viele, auch

jüngere, Opfer von Burn-out, Mobbing, A(D)HS (erzeugende Strukturen) gibt. Auch (gerade) für ganz starke Menschen, auch Leistungsstarke, ist schwer genug Ruhe zu finden.

Und selbst bei Berufstätigen, wo „Burn-out" theoretisch ja schon länger ein anerkanntes, bekanntes Thema ist – wird dort praktisch, faktisch genug gegen dieses Verursachende und auch psych. Belastungen – auch z. B. durch Mobbing - getan? Mitnichten! Die Zahl der Fehltage wegen „psychischer Probleme" steigt vielmehr weiter ungebremst - seit 2001 hat sie sich zumindest verdoppelt! Doch beim Arbeitsschutz ist dies trotzdem faktisch kein Thema: Bei diesbezüglichen Kontrollen werden die Probleme kaum berücksichtigt. Für die Regierung ein Problem der Länder ... Die Verantwortung wird hin und her geschoben ... Obwohl seit Jahren die Zahl psychischer Erkrankungen, auch durch Belastungen am Arbeitsplatz, stetig steigt – wie zahlreiche Studien belegen. Das alles berichtete auch kürzlich die „Ärztezeitung"(http://www.aerztezeitung.de/news/article/818615/psychisch-belastet-arbeitsschutz-kein-thema.html ).

Doch in Arbeitsschutzkontrollen schlägt sich das demnach bislang kaum nieder. Das geht z. B. auch aus der dort angeführten Antwort der Bundesregierung auf eine Anfrage der Grünen-Abgeordneten Frau B. Müller- Gemmeke hervor.

So wurde zum Beispiel nach Angaben des Bundesarbeitsministeriums (BMAS), das die Anfrage beantwortet hat, nur bei jeder 90. (!) Betriebsbesichtigung im Jahr 2010 das Thema "psychische Belastung" thematisiert(!).

Und das anhand o. g. Dimensionen des Themas bzw. Betroffener – und deren Leid! Die Themen "Arbeitsplatz, Arbeitsstätte, Ergonomie", waren dagegen Gegenstand jeder 2. Besichtigung. Um Arbeitszeit ging es bei jeder 10. Prüfung. Das Ministerium gibt in seiner Antwort auch zu, dass eine Gefährdung der Arbeitnehmer durch psychische Belastungen nicht ausreichend in der Arbeitsschutzaufsicht berücksichtigt wird: "Die Integration des Gefährdungsfaktors `psychische Belastung' in die Arbeitsschutzaufsicht erfordert eine veränderte Herangehensweise. Die bisherigen Konzepte greifen hier nicht", so das Ministerium. Stellen bei der Kontrolle fehlen zudem. Zumal, auch dort angeführt, „Ein einfacher

Soll-Ist-Vergleich, wie zum Beispiel bei physikalischen Grenzwerten, sei nicht möglich. Psych. Belastungen müssten durch Gespräche mit Arbeitgeber, Beschäftigten sowie intensive Beobachtungen vor Ort ermittelt werden. Eine solche Vorgehensweise sei zeit- und personalaufwendiger als Ermittlung klassischer Gefährdungsfaktoren, so das BMAS". Ja- aber wie viel (mehr!) Kosten und Leiden entstehen denn, wenn das nicht endlich besser umgesetzt wird? Aber arbeitet man an Verbesserungen? Nein! Gleichzeitig geht aus der Antwort nämlich auch hervor, dass beim Arbeitsschutz in den vergangenen Jahren sogar massiv Personal *abgebaut* (statt dem Bedarf entsprechend, aufgestockt) wurde! *Also, statt eigentlich unbedingt nötiger Verbesserungen, sogar viel mehr auch noch ein negativer Trend!* Die Initiatorin der Anfrage, B. Müller-Gemmeke, fordert angesichts dieser Zahlen die Regierung auf, "auf die Länder einzuwirken, damit die Personalkürzungen beim Arbeitsschutz zurückgenommen werden". Völlig zurecht und nötig!
Völlig zurecht forderte z. B. auch der Leiter der Freiburger Uniklinik für Psychiatrie und Psychotherapie, Professor M. Berger, in einem Interview mit dem „Focus" (vom 18. 12. 2011): "Unfallschutz im Betrieb ist Pflicht. Zum Schutz vor psychischen Erkrankungen aber gibt es keine Regeln. Das muss sich ändern (...)". Denn, so führte er dort weiter aus, Gewerbeaufsicht und Betriebsärzte müssten die Möglichkeit haben, in Betrieben Risiken für so genanntes Burnout abzustellen. Deutschland brauche eine Regelung, die klarstelle, dass Arbeitgebern die Fürsorgepflicht auch im Falle psychischer Belastung obliege. Dies sei notwendig, da es eine rasante Zunahme von Krankheitstagen wegen psychischer Belastungen gebe. Ein wachsender Teil davon sei durch „Depressionen mit dem Leitsymptom massiver Erschöpfung bedingt." Dieser Forderung schließe ich mich – auch durch eine von mir kürzlich diesbezüglich eingereichte Petition an den Bundestag und deutsche Landtage gänzlich an, unbedingt! Man muss ja endlich einmal Ursachen bekämpfen statt nur an Folgen „herumzudoktern" bzw. zu therapieren!
Aber zudem auch einmal wirklich die Lärm-und CO2-Belastungen z. B. auch an Schulen testen bzw. abstellen, denn, siehe oben, auch so etwas kann natürlich physisch, psychisch usw. belasten, unruhig bzw. „depressiv" machen!

Und dass auch Nicht-Berufstätige viel besser geschützt werden müssten wäre wirklich auch ein weiteres Thema. Für jüngere Menschen sieht z. B. auch die (auch in Deutschland geltende) UN- Kinderrechtskonvention viel weitergehende Rechte bzw. Schutzmaßnahmen vor z. B. gegen Überforderungen oder natürlich auch Mobbing und dergleichen. Auch ansonsten beschäftigen laut dem Vorsitzenden des Petitionsausschusses des Europaparlamentes, Marcin Libicki, 400 Petitionen alleine gegen deutsche Jugendämter den Ausschuss sowie auch das Hochkommissariat für Menschenrechte der UN im Rahmen des "periodischen Prüfungsberichtes". Deutschland laufe Gefahr die Grundprinzipien der internationalen Menschenrechtskonventionen zu verlassen ... Was auch zu familiären Spannungen führen kann als Folge unsinniger Entscheidungen von Ämtern und dergleichen, die natürlich auch aggressiv, depressiv, unruhig usw. werden lassen können ...Das gibt ja schon sehr zu denken, auch solche Zahlen ...
Zumal es hier und auch bei Burn-out und natürlich auch Mobbing, A(D)HS, auch aus Scham, sicher sehr große „Dunkelziffern“ gibt – also faktisch noch viel mehr als die bekannten immensen Zahlen der Leidtragenden. „Die im Dunkeln sieht man nicht“, sagte ja schon B. Brecht. Auch unzählige Suizid-Opfer, jüngere und ältere. Auch viele, bei denen erst mit der Zeit herausgekommen ist, wenn überhaupt, warum sie – selbst ganz starke Typen, Menschen- sich tragischerweise das Leben genommen haben – völlig ausgebrannt, eben Opfer von z. B. Burn-out bzw. (auch) Mobbing, auch z. B. wegen A(D)HS. Und Mobbing (aber auch Dauer-Erreichbarkeit, Stress dadurch) bekommt ja durch das Internet, Handy und Co. nochmals völlig neue Dimensionen. Selbst schon immer mehr Schüler – sogar schon an Grundschulen - sind Opfer von z. B. auch Cybermobbing. Einige Täter sind eben auch naiv, unwissend was sie da an brutalsten Verletzungen anrichten und Menschen bis hin zum Suizid treiben können. Einige aber auch böswillig bzw. zumindest grob fahrlässig. So oder so, für die Opfer macht das oft keinen (wirklichen) Unterschied. Sie müssen auf jeden Fall besser geschützt bzw. sich um sie gekümmert werden. Natürlich auch nicht nur von Eltern sondern auch, viel mehr, von (s. oben) Verantwortlichen! Vorgesetzte, Chefs, manchmal auch Schul-Leiter oder anderen

Pädagogen bzw. Behörden, Ämter, Politiker, Verantwortliche von Internet-Portalen usw.
Dabei gibt es natürlich, auch wenn das oft nicht einfach ist, bewährte Methoden um hier zu intervenieren bzw. zu unterstützen bzw. auch vorzubeugen von diesen Stellen bzw. Verantwortlichen. Und natürlich auch die Pflicht dazu gesetzlich bzw. zumindest (auch) moralisch – auch wenn Politiker und die Justiz hier auch noch viel bessere Gesetze bzw. Rechtssprechungen, Rahmenbedingungen usw. schaffen müssten (wie auch schon in anderen Ländern). Selbst dass es schon einige diesbezügliche Rechte gibt (wobei Recht haben und Recht bekommen, Recht und Gerechtigkeit oft ja doch bekanntlich auch noch zweierlei sein können) muss allerdings auch nicht nur Positives bedeuten: „Den Namen des Rechtes würde man nicht kennen, wenn es das Ungerechte nicht gäbe" (Heraklit). Und in der Tat sind oft, auch heute noch, sogar schlechte bzw. unzureichende Gesetze das Problem: „Früher litten wir an Verbrechen, heute an Gesetzen" (Tacitus). Bzw. den „Gesetzgebern", deren viel zu oft (nur) „Sonntagsreden" – sehr ausführliche Analysen dazu auch bei W. Balsen- „Wenn es den Politikern die Sprache verschlägt, halten sie eine Rede" (F. Nowottny) – das gilt sicher auch wenn sie darauf angesprochen werden, warum sie trotz zig Millionen Betroffener viel zu wenig gegen Mobbing und Burn-out bzw. dessen – und für A(D)HS- erzeugende Ursachen tun, gegen diese immer wieder ermöglichende Bedingungen und Umstände. Und zum Schutz der Opfer. Nicht von ungefähr sagte wohl auch gerade in Deutschland auch einmal ein führender Politiker, Helmut Schmidt, auch „Die Dummheit von Regierungen sollte niemals unterschätzt werden". Oder auch mangelndes Interesse an Bedürfnissen, Nöten von Millionen Bürgern?! Bzw. eben auch anderen Interessen, Lobbyisten z. B. aus der Pharmaindustrie...
Und dass auch im psychologischen, therapeutischen Bereich die Verquickung mit der Industrie sehr – sogar besonders – eng ist berichtete beispielsweise auch der Spiegel (20/2011). Unter der Überschrift „Seelsorge für die Industrie", und weiter: „Die Elite der Nervenheilkunde ist eng mit Pharmakonzernen verflochten: Psychiater, Neurologen, aber auch Psychologen arbeiten als bezahlte Berater für die Unternehmen. Nun fordert ein Professor seine Kollegen auf, ihre Nebeneinkünfte

offenzulegen". Was, wie auch z. B. in den USA teilweise schon praktiziert, sicher sinnvoll wäre. Es wird dort weiter das Beispiel angeführt eines „Professor von der Universität Ulm (...). In seiner Funktion als Mitverfasser einer Leitlinie für Demenzerkrankungen hält sich Riepe (...) bedeckt. Weil die Leitlinie die Gabe bestimmter Medikamente empfiehlt, wäre es aufschlussreich zu erfahren, ob die Verfasser finanzielle Verbindungen zu Herstellern von Medikamenten haben(...). Zusätzlich zu seinem Gehalt als Professor für Gerontopsychiatrie hat Riepe durchaus finanzielle Zuwendungen aus der Industrie angenommen(…). Im Gegenzug hat er die Firmen beraten oder für sie Vorträge gehalten. So hat Riepe ein umstrittenes Alzheimer-Mittel („Donepezil") öffentlich gepriesen- auf einer Veranstaltung, welche just die Herstellerfirma sponserte. Dass die Demenz-Leitlinie die besagte Substanz ebenfalls positiv erwähnt, verwundert nicht. Zahlungen von Pharmakonzernen an Ärzte gibt es in vielen Bereichen der Medizin. In nur wenigen sind sie derart selbstverständlich wie in der Nervenheilkunde".

Das wird im Anschluss dort auch noch anhand von Studien und weiteren Beispielen, auch der Mehrheit der Leiter von Kliniken für Psychiatrie an deutschen Universitäten, belegt. Auch bezüglich A(D)HS dürfte das, wie ja auch im o. g. Artikel der Frankfurter Allgemeinen Sonntagszeitung zu sehen, kaum anders sein. Inklusive eben so auch nicht von ungefähr kommenden immensen Zahlen von Fehl-Diagnosen bei „Demenzen", A(D)HS usw. und deshalb (vermeintlich) großem nötigem „Medikamentenbedarf"… Und solche Professoren erzählen in Vorlesungen ja dann auch Studenten- angehenden Ärzten, Psychologen, Therapeuten, Pädagogen usw. - wie sinnvoll, nötig doch Medikamente sind… (bzw. schreiben Lehrbücher für diese, wo das steht). Tja, nur sinnvoll für wen, in wessen Sinn, Interesse? Der Hilfsbedürftigen- oder des Profits von solchen Professoren bzw. der Industrie? Da ist schon sehr vieles faul im ganzen System. Nicht nur ein „Apfel" sondern zumindest Äste, Stämme… Bzw. generell „der Wurm drin".

Zumal auch in Deutschland, auch im doppeldeutigen Sinn, sicher ein wichtiger Denkanstoß, Mahnung ist: „Die Verfassung eines Staates solle so sein, dass sie die Verfassung des Bürgers nicht ruiniere" (S. J. Lec).

Im Gegensatz zu Ländern, in denen, weltweit anerkannt – z. B. in o. g. Dokumentation zum Thema „Glück“ belegt- glücklichste Menschen leben steht das Glück, Zufriedenheit der Menschen in Deutschland aber überhaupt nicht wirklich als Ziel in der Verfassung, (Grund-)Gesetzen…
Oft werden aber auch bereits bestehende zahlreiche Gesetze, (Grund-)Rechts- und andere Mittel nicht eingesetzt. ... Bei G. Jauch (ARD, 6.5.2012) wurde z. B. auch gezeigt, dass vorhandene Gesetze- hier gegen Mobbing – von großen Firmen, Unternehmen aber auch bei Behörden, nicht nur unterlaufen werden, sondern dass diese sogar *selbst* Mobbing-Maßnahmen nutzen, zur Mitarbeiter- Disziplinierung (wie auch bei Wikipedia zu lesen). Der Gipfel ist dann noch, dass gerade diese dann sich auch oft noch rühmen wie angeblich wichtig ihnen Anti – Mobbing –Maßnahmen sind (!). Ähnliches gilt bei „Burn-out“.
Natürlich alles auch nicht nur (aber eben auch) in Deutschland. So ist z. B. auch im „Wikipedia“-Artikel über ADHS zu finden- ausführlicher auch noch hier im Folgenden zitiert- dass mehr als die Hälfte der Autoren der ADHS-relevanten Kapitel in psychiatr. Lehrbüchern in den USA Einkünfte von der Pharmaindustrie erhielten. Befürchtet wurde dort, dass durch die Gelder, die durch die Pharmaindustrie fließen, die Objektivität der Autoren beeinflusst wird. So bestünde „beispielsweise bei ADHS die Möglichkeit, dass die Kategorien zu weit gefasst wurden, so dass praktisch jedes Kind unter die Diagnose falle“. Das trifft ähnlich sicher aber auch auf Deutschland zu. Zumal es dort, bei Wikipedia, auch weiter heißt, unter der Überschrift

„ADHS als gesellschaftliches Konstrukt“: Vertreter der Meinung, dass ADHS ein gesellschaftliches Konstrukt sei, sind der Ansicht, dass ADHS im Grunde zum normalen Spektrum des menschlichen Verhaltens gehöre. Sie lehnen die Einordnung der typischen Auffälligkeiten als Störung, ganz oder teilweise, ab oder interpretieren die Symptomatik als Folge der aktuellen Lebensumstände“. Ja, gut denkbar…

Begründet wird das unter anderem auch dort „mit einer veränderten Kindheit, erhöhten Ansprüchen an Zweckmäßigkeit und reibungsloses Funktionieren, einem den Bedürfnissen der einzelnen Kinder nicht genügenden Schulsystem, abnehmender gesellschaftlicher Toleranz gegenüber den Ausprägungen kindlichen Verhaltens sowie einer Umwelt, die von Bewegungsarmut, Reizüberflutung, Leistungsdruck, Sinnentleerung und Vernachlässigung gekennzeichnet sei. Daher wird die Etikettierung von Kindern als „krank“ und eine medikamentöse Behandlung als fehlerhaft und möglicherweise schädlich angesehen“.

*Ja, in der Tat!* Auch wenn wie gesagt doch auch oft Medikamente – leider- nötig sein mögen. Natürlich ist es alles andere als gut, wenn Menschen heute fast immer irgendeine „Droge“ brauchen um den Alltags-Stress bzw. empfundene Langeweile, Sinnlosigkeit oder dergleichen zu überstehen- sei es auch „nur“ Nikotin oder dergleichen. Bevor ihnen Alternativen geboten werden, z. B. eine sinnvolle bzw. stress freiere Beschäftigung, Arbeit usw. kann aber ein quasi „kalter Entzug“ ihrer „Droge“ (bzw. Medikamente, auch wenn die quasi Drogen-ähnlich eingesetzt werden, zumindest „dopend“ um den Anforderungen gerecht zu werden) *tödlich enden*! Natürlich kann, muss man auch an, oft zu hohen, Erwartungen arbeiten. Die und auch zu hohe Anforderungen (oder auch Unterforderungen) kommen ja aber auch meistens von Außen, Chefs bzw. Prüfungen usw. Einem ganzen, auch Bildungs-, Arbeitswelt- usw. System, aus dem man nicht so einfach und schnell mal ausbrechen kann- und auch Unterstützung zu möglichen Alternativen braucht, oft auch fachmännisch. Nur bitte auch nicht um immer nur zu „funktionieren“ mit Medikamenten/Drogen dafür- das kann natürlich auch, erst recht, fatal enden auf Dauer, total ausgebrannt – dann auch noch durch Drogen bzw. Medikamente!
Und es ist wirklich immer wieder erschreckend, wenn tolle Menschen – einer nach dem anderen- in psychologische Beratung, Therapie kommen wegen ihrer Unruhe, Nervosität, Aggressivität, Depressivität (bzw. damit als „A(D)HS-ler“ abgestempelt)... Oder dass sie zu wenig „hart“ sind, zu empfindlich ... Und weiter an sich arbeiten wollen (oder sollen) diesbezüglich. Wie oft schon Jahre lang zuvor in anderer Therapie. *Ohne einmal genauer zu fragen, woher das eigentlich kommt* – z. B. von ihrem einschüchternden, schikanierenden Chef, Vorgesetzten, manchmal auch Verwandten oder Partner (von dem, auch oft Chef, sie dann sogar noch in Therapie geschickt werden!

Oder von Schul- oder Geschäftsleitern, die dafür verantwortlich wären etwas gegen skandalöse, viel zu harte stressige Umstände, Machenschaften in Schule, Betrieb usw. gegen die Opfer zu tun- bzw. oft ja selbst auch noch die Verantwortlichen dafür sind!). Unglaublich aber leider wahr! Natürlich brauchen die Ratsuchenden dann auch Unterstützung. *Auch die Stärksten, die ja aber als solche (!) eben auch mehr zu „bieten" haben, so mehr Neider haben und ausnutzbar, ausbrennbar sind...* Aber ja nicht für „in ihnen liegende" Probleme (persönliche, charakterliche, aus der Kindheit, genetische usw.). Sondern gegen die unguten, quälenden, überfordernden Umstände bzw. Menschen! Und solche Umstände, Menschen gibt es heute leider in wahnsinnig großer Zahl. Einsteins Hinweis, dass die menschliche Dummheit wohl unendlich ist hat sicher auch gerade diesbezüglich ihre Berechtigung... Und natürlich brauchen solche Menschen erst recht nicht den wirklich dummen Spruch „was einen nicht umbringt...". Zumal so etwas wirklich jeden Menschen umbringen kann, auch mit Folgen von deshalb z. B. „nötigem" Drogen- oder auch Medikamenten-Konsum mit dauerhaften, anhaltenden Ausbeutungen, Quälereien, Überforderungen usw.!

Warum auch immer: Das alles darf ja nicht hingenommen werden, *es muss viel mehr gegen die Täter,Verursacher und mehr für die Opfer getan werden, natürlich auch vorbeugend* (dass es zu so immensem Leid gar nicht erst immer wieder, bei so vielen Menschen, kommen kann – auch zu Folge- Tätern bzw. "Trittbrettfahrern")! In der Tat ist man ja- zumal als Verantwortlicher für etwas- auch Leiter der Schule, des Unternehmens, aber auch Richter usw.- nicht nur für das verantwortlich, was man tut- sondern auch für das was man nicht tut, unterlässt, auch an Hilfeleistung (ja auch eine Straftat). Wegen z. B. übler Nachrede, Verleumdung, gefährlicher Bedrohung, ggf. auch Körperverletzung und dergleichen könnten z. B. auch Täter von Mobbing auch harte Strafen bekommen, die auch abschreckend wirken für Nachahmer. Und die Täter – auch im Internet- sind viel öfters als man denkt, fast immer zu ermitteln! Voraussetzung dafür ist aber natürlich, dass Opfer besser bzw. überhaupt, wirklich unterstützt werden – von ermittelnden bzw. verantwortlichen Leitungen, Behörden, Ämtern, Schul- Leitern und anderen Pädagogen –

gerade auch Lehrern, Vertrauens-Lehrern und dergleichen (bzw. auch diese genug Personal und Mittel haben) – aber last, not least natürlich auch Freunden, Bekannten und Verwandten.
Es muss bei Bedarf auch Tätern geholfen werden, wenn diese z. B. andere Menschen „klein machen“ weil sie sich selbst viel zu klein fühlen, z. B. auch von anderen Menschen gemacht im Beruf, der Familie oder wo auch immer. Das rechtfertigt aber natürlich keine eigenen Taten (und Hilfe für Täter kann, muss ja auch nicht Sache der Opfer sein!).
Die diese Opfer erzeugenden Umstände wären aber sogar durchaus zu ändern. Es liegt auch nicht daran, dass zu wenig Geld da wäre. Im Gegenteil!
So berichtete z. B. die „Berliner Morgenpost“ vom 19.12. 2011, dass selbst die deutsche Arbeitsministerin von der Leyen nun endlich darauf hinwies, dass damit sogar enorm viel Geld *gespart* werden kann volkswirtschaftlich. Die Behandlungskosten für psychische Erkrankungen am Arbeitsplatz in Deutschland werden nach von der Leyen heute bereits auf rund 27 Milliarden Euro jährlich geschätzt.
Die Krankheitstage durch psych. Erkrankungen hätten sich in den letzten 15 Jahren fast verdoppelt. Psychische Erkrankungen seien inzwischen auch der Hauptauslöser für die Frühverrentung. „Da geht es nicht um Drogenmissbrauch oder Psychosen wie Schizophrenie, sondern um schwere Überforderung, häufig um das, was wir landläufig als ‚Burn-out' kennen“, sagte die Ministerin. „Im Durchschnitt scheiden diese Menschen mit Mitte 40 aus – für Wirtschaft, Staat und Gesellschaft wird das richtig teuer.“ Studien zufolge sei bereits jeder 5. „Arbeitnehmer“ danach psychisch belastet, nach einigen Studien hat sogar jeder Zweite in seinem Leben schon einmal unter psychischen Problemen gelitten. Nach einer Studie der OECD kann wachsende Jobunsicherheit und Druck am Arbeitsplatz dazu beitragen, dass sich diese Entwicklung in den kommenden Jahren noch verschärft. Gute Arbeit helfe aus Depressionen heraus. Umgekehrt gelte aber auch, dass die Veränderung der Arbeitswelt zu psychischer Belastung führen könne. Das habe mit der hohen Verdichtung und engen Taktung von Produktionsprozessen und Arbeitsabläufen zu tun, mit Informationsüberflutung und steter Erreichbarkeit über Handy oder Mail,

meinte von der Leyen. Allerdings seien laut der OECD die Gesundheitssysteme vieler Länder primär darauf eingerichtet, Menschen mit schweren psychischen Störungen, wie etwa Schizophrenie, zu behandeln. Auf diese Weise blieben rund 70 Prozent aller Menschen mit moderaten psychischen Problemen ohne Behandlung!

Bzw. wohl (eher) auch zumindest über 70 Prozent der krankmachenden, auch A(D)HS, *Umstände*, „unbehandelt". Und folgten der Rede der Ministerin von 2011 bis heute wirklich genug Taten? Sicher nicht!

Was könnte aber also alles unzähligen Menschen erspart werden an brutalen Leiden, wenn endlich „nur" hier anders geplant und gehandelt werden würde, damit sogar noch Geld *gespart* werden könnte! Und dann z. B. auch noch o. g. gesparte zig Milliarden in sinnvolle Maßnahmen investiert werden würden, z. B. im sozialen und medizinischen, auch präventiven, und Bildungs-Bereich, auch mehr Stellen dort! Inkl. Fortbildungen auch für z. B. Pädagogen, Therapeuten, Ärzte- die auch Depressionen, „Burn-out", Mobbing noch viel zu oft nicht erkennen bzw. Falsches, auch A(D)HS, diagnostizieren bzw. verordnen, behandeln (was eben auch oft sehr fatale Folgen hat). Dass das bisher alles nicht bzw. viel zu wenig gemacht wird ist ja aber nicht Schuld der Opfer, Leidtragenden, die – s. oben - zudem ja auch rein zahlenmäßig alles andere (!) als „Außenseiter" bzw. Einzelfälle sind!

(Erst) auf öffentlichen Druck hin gibt es nun immerhin auch zunehmend etwas bessere Gesetze, Bestimmungen, auch z. B. gegen Mobbing und Burn-out erzeugende Bedingungen bei der Arbeit. Und mehr mögliche Unterstützungs- Hilfen für Opfer. Aber noch lange nicht genug.

Dass aus sehr vielen Menschen, denen in Deutschland A(D)HS oder sonstige „Störungen", „Auffälligkeiten" usw. zugeschrieben wurden, denen auch kaum mit Medikamenten, Therapien usw. geholfen wurde, nach auswandern sehr oft anderswo (einfach so) recht schnell völlig zufriedene, glückliche, erfolgreiche, anerkannte Menschen wurden zeigt ja auch sehr Vieles. In die USA, nach Australien, in die Toskana (und dort völlig integriert, aufgefangen auch z. B. in Dorfgemeinschaften) usw. Bzw. auch nach Berlin, Köln… Oder auch aufs Land, je nach dem…

Natürlich ist anderswo auch nicht Alles besser. Einiges aber schon – das auch in Deutschland möglich wäre (auch teilw., wie beschrieben, bessere

Gesetze, Normen, Ansichten, weniger Bürokratie usw.). Und natürlich können und sollten nicht alle Betroffenen auswandern müssen, man muss auch nicht alle Städte wieder zu Dörfern machen usw. Nur doch bitte auch einmal mehr anerkennen, dass auch demnach es ja doch eher an Strukturen, Bedingungen, Normen, Gesetzen usw. heute hierzulande liegt, wenn die gleichen (!) Menschen mit gleichen Genen hier z. B. A(D)HS bekommen- und anderswo nicht. Und dann auch daran mehr ändern… Und das ist unser aller Aufgabe, in fast aller Interesse, zumal „Die Welt wird nicht bedroht von den Menschen, die böse sind, sondern von denen, die das Böse zulassen." (A. Einstein). Zumal die „Bösen“ ja auch nicht in der Mehrzahl sind. Eine „schweigende Mehrheit“ aber schon. Z. B. eben auch von Zulassen o. g. schlechter/bösen Umstände, Normen, Bedingungen, Verhältnisse, Menschen,…

Auch „nur“ solche, die Menschen viel zu sehr stressen. Mit aber brutalen Folgen für sich, Partner, Kinder, …Auch nicht zuletzt Pädagogen in z. B. viel zu überfüllten Klassen, Gruppen – und last not least Eltern. Zumindest die aller-meisten Pädagogen und Eltern hätten ja natürlich gerne weniger Stress. Auch im eigenen Interesse- aber auch, um Kindern und Jugendlichen mehr Aufmerksamkeit schenken, geben zu können! Das ist gerade in Deutschland aber viel zu oft sehr, sehr schwer.

Dazu auch ein vom dänischen Familientherapeuten Jesper Juul angeführtes Beispiel, das er bei einem Interview mit der Zeit ( 9/ 2010) erzählte: „ Die heutigen Kinder haben unglaublich viel Stress – daher rühren viele Probleme, die sie gerade haben. Hier und jetzt sein zu dürfen, das vermissen Kinder. Wenn ich heute Abend nach diesem Interview heimkomme, wird mein Enkel unter Garantie sagen: Ich will mit dir aufs Trampolin. Und wenn ich sage, nein, das ist jetzt zu spät, dann ist das brutal. Das Kind sagt ja nur: Ich habe dich vermisst, ich möchte mit dir spielen – und spielen ist immer sofort. Die Leichtigkeit, darauf einzugehen, fehlt oft im Alltag. Kinder können von ihren Eltern nicht mehr lernen, wie man sich entspannt“. Das zeigt auch wie wichtig ist, dass nicht auch noch künftige Generationen zu Burnout- bzw. A(D)HS – „Generationen“ werden! Wo das „unruhig“ sein ja auch noch weitergegeben wird, nahezu „sozialisiert“. Dazu müssen vor allem aber o. g. Umstände überdacht und geändert werden, die natürlich unruhig machen- wozu jeder Mensch beitragen kann. Vor allem aber natürlich für solche Umstände Verantwortliche (in den Unternehmens- Chefetagen, Politiker,...). Es klingt ja beispielsweise auch immer so schön wenn es heißt, dass Oma oder Opa sein so schön ist- man hätte dann viel mehr Gelassenheit und Zeit für die (Enkel-) Kinder als früher, als man Eltern war (wenngleich sogar auch dann oft noch zu wenig, vgl. auch das Beispiel oben). Das kommt ja aber nicht nur wegen – positiver- Altersweisheit und – Gelassenheit. Weil Eltern also (noch) nicht so klug sind. Sondern zudem weil Eltern viel zu oft viel zu wenig Zeit und Gelassenheit haben *können* in zu stressigen Zeiten. Auch mit Entspannungsmethoden oder dergl. nicht genug- wenn Alltag, Job usw. ständig einfach ganz objektiv gesehen zu stressig, überfordernd, unruhig und ausgepowert machend sind. Und es gibt wohl kaum etwas Traurigeres als viel zu oft zu wenig Zeit, „Kopf" usw. für sein Kind zu haben... Was ganz sicher die meisten Eltern heute kennen - und sehr gerne anders hätten, es bestimmt nicht freiwillig, gewollt von denen so ist. Denn diese mehr Zeit wäre ja außer für die Kinder auch für die Eltern wichtig, schön, auch Kraft gebend... Es liegt aber am Stress, stressigen Lebensbedingungen...

Und da helfen auch nicht nur Gesetze, die (zumindest größtenteils) nur auf dem Papier stehen. Z. B. auch in der UN- Kinderrechtskonvention, deren 54 Artikel, 1992 auch von Deutschland unterschrieben. Da heißt es dann z. B. „Kinder haben das Recht auf elterliche Fürsorge" – hätten sie dann nicht aber auch das Recht, dass ihren Lehrern, Erziehern, Ausbildern, Eltern Arbeits- und Lebensbedingungen geschaffen würden, damit diese dazu auch in der Lage wären zeitlich, nervlich, finanziell und Kräftemäßig- und nicht ständig zu ausgepowert wären von diesen Bedingungen? Also mehr für sie da sein könnten, (noch) aufmerksamer... Zumal Kinder laut der Konvention auch das Recht haben sollen „gesund aufwachsen zu können". Dann müsste sich aber auch bei Lebensbedingungen für Eltern und Kinder noch sehr viel tun, auch bezüglich – vgl. das dazu Ausgeführte – an gesünderen Verhältnissen in Schulen, Kindergärten, Freizeitangeboten usw. Nicht zuletzt müssten die Eltern auch genug Zeit haben und auch Geld für gesunde Ernährung für Kinder bekommen, was aber selbst Arbeitende

heute kaum noch haben. Auch Mangel-Ernährung kann ja zu A(D)HS-Symptomen führen…
Und da liegt eben nicht zuletzt in Deutschland auch noch sehr vieles im Argen, auch neben „nur“ sozialer Armut (die ja auch äußerst belastend sein kann, vgl. auch z. B. Balsen dazu) auch nach wie vor-bzw. zunehmend- auch materielle Not. Auch wenn es auch in Deutschland einige gute Hilfsangebote, Möglichkeiten gibt. Teilweise auch pädagogische, psychotherapeutische. Da diese zu kennen, auch immer aktuell und konkret im individuellen Fall, auch von (evtl.) A(D)HS, und vor allem auch anzuwenden – bzw. auch zu unterstützen, dass diese finanziert werden von Krankenkassen bzw. Ämtern usw.- aber in der Regel nur von Fachleuten hierfür wirklich hilfreich möglich ist werden hier aber auch nur bedingt „konkrete Tipps“ gegeben.
Sondern eben mehr Informationen über wichtiges Hintergrundwissen, Denkanstöße – und für konkrete Fragen bzw. Hilfestellungen Tipps wie und wo man bei Fachleuten hierfür Unterstützung bekommen kann, konkret bei A(D)HS aber auch z. B. bei finanz. Problemen. Auch – vgl. Anlage- kostenlos und an allen Orten bzw. (zumindest ergänzend) auch zunächst mittels des WWW. Auch Tag und Nacht und anonym (erste) Hilfe bzw. „Seelsorge“/psychologischer und pädagogischer Rat, auch telefonisch oder per E-Mail. Denn, auch wenn es absolut keinerlei Grund dafür gibt, sich als Betroffene(r), Opfer, Angehöriger zu schämen oder für irgendetwas selbst Schuld zu geben, Schuld in sich zu suchen – kein Mensch hat verdient Opfer von auch Mobbing oder Burn-out bzw. A(D)HS, dies alles verursachende Umstände, zu werden – braucht man oft doch erst einmal persönliche Aufmunterung, ein offenes Ohr, Austausch, Tipps bevor man sich weitere Unterstützung holen kann, z. B. bei o. g. Stellen bzw. Personen (z. B. Lehrern, der Polizei, Personal- oder Betriebsräten, Ärzten, Therapeuten usw.). Ebenso wie bei dabei sehr häufig auch auftretenden Depressionen (die auch wiederum sehr, manchmal extrem, erschöpfen bzw. reizbar, unkonzentriert usw. machen können), bei denen sogar oft noch mehr Scham zum sich „outen“ vorhanden ist. Manchmal möchte man ja dann ggf. auch erst einmal eher mit Fremden kommunizieren statt z. B. Freunden oder Verwandten bzw. Kollegen, die natürlich ansonsten auch gute

Ansprechpartner wären. Auch wenn zumindest ergänzend auch wirklich Fachleute gefragt sind. Ebenso wie ein Arzt seines Vertrauens, zumal A(D)HS, Burn-out und Mobbing fast immer ja auch körperlich bzw. psychosomatisch belasten oder sogar dadurch bedingt werden. Ein Arzt kann auch bei Bedarf psychologische Hilfe vermitteln. Diesen aufzusuchen ist, auch möglichst bald, unerlässlich! Sonst kann es wirklich fatal enden! Und mit guter Unterstützung kann auch immer geholfen werden!

Und, wie gesagt, ein „Hilferuf" ist mit das Stärkste überhaupt, es gibt ganz bestimmt keinen Grund sich dafür zu schämen! Das muss Hilfsbedürftigen und deren Freunden, Verwandten usw. auch immer wieder gesagt werden. Denn Grundlage dafür, dass man sich überhaupt Hilfe sucht und derer wert fühlt, ist eben auch, dass Betroffenen- das sind ja zumeist indirekt auch Freunde, Partner, Verwandte- von anderen Menschen geholfen wird unnötige Scham, Selbstzweifel und Selbstvorwürfe zu überwinden, s. oben. Dies beschreibt z. B. auch gut ein Artikel zum Thema „Mobbing", der sinngemäß auch für Betroffene von A(D)HS, Burn-out und auch Erwachsene gilt, in der „Zeit" (http://www.zeit.de/gesellschaft/familie/2010-06/mobbinggebauer). Zumal, nochmals: Kein Mensch ist immer stark, perfekt, unfehlbar, „„makellos". *Nicht einmal ansatzweise!* Auch nicht stärkste, klügste Menschen usw. Auch Einstein –engagierter Kämpfer für Frieden und Gerechtigkeit- bereute z. B. später ja zutiefst, dass er den Präsidenten der USA beim Bau der Atombombe unterstützte, von Einstein abschreckend gegen Nazi-Deutschland gedacht (der Bau, *nicht Einsatz* der Bombe). Weil er unterschätzte, dass diese dann später völlig unnötig in Hiroshima und Nagasaki eingesetzt wurde von den USA, aus reinem Machtgebahren und unguten Interessen... Kriegsverbrechen. Auch in anderen Ländern sollte man ja wirklich die Dummheit von Politikern nicht unterschätzen, bzw. auch dort ganz andere Interessen, Lobbys...(auch z. B. der Rüstungsindustrie... Zumal z. B. UNICEF ja immer wieder darauf hinweist, dass schon ein Bruchteil der gesparten Rüstungsausgaben weltweit Not und Armut besiegen könnten..). Und auch er wurde dann im Nachhinein erst diesbezüglich schlauer (und zum engagierten Gegner des Baus solcher Waffen). Selbst klügsten Menschen mit besten Absichten kann das passieren, weil man auch einfach nicht alles theoretisch vorhersehen kann. Auch Einstein machte sich große Vorwürfe aber, in der Tat, irren ist menschlich – auch bei schlauesten Menschen. Ja, gut gedacht ist auch nicht immer gut gemacht (aber eben mit guter Absicht…). Es ist aber toll, wenn man sich dazu, zu seinen Fehlern, Schwächen usw. bekennt, evtl. ja auch „Makeln“ – davon ist aber auch wirklich nichts und niemand frei auf der Welt.. Und bloß weil man auch ein paar „Makel“, Macken hat (wie jeder andere Mensch auch!) bzw. „Dornen“ kann man natürlich eine Rose sein (und kein „stachliger Kaktus“) - Every rose has it `s dorn! Und hat Schutz und Anerkennung, Wertschätzung verdient…

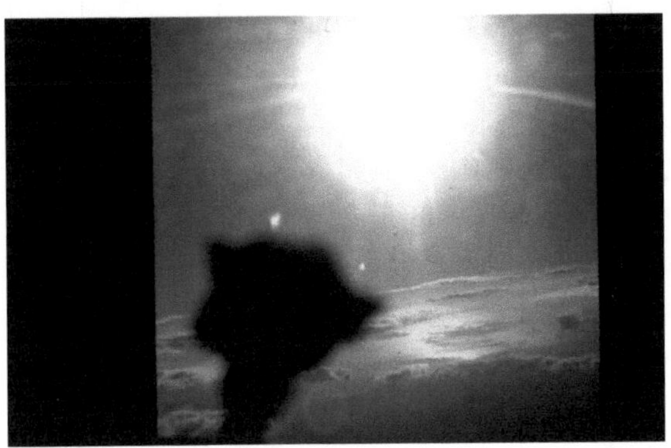

Man wird auch immer einigen Menschen gefallen, anderen nicht - „Manche lieben dich, manche treten dich“ („Dieser Weg“/ X. Naidoo). Das ist natürlich nicht immer schön aber (leider) Realität. Man kann und muss, sollte ja aber auch nicht allen gefallen- zumal fiesen, ausnutzenden, schlechten, schlechteren Menschen nicht … Und nicht alles gut können. Am Ende des Weges, Lebens zählt ja auch wirklich nicht wie weit man gekommen ist (also z. B. „Karriere“ gemacht hat) – *sondern ob man seinen, eigenen, persönlichen, individuellen aber auch hoffentlich möglichst sozialen Weg ging ...(mit dem man heute i.d. R. aber auch kaum reich wird).* Und sich auch weiterhin im Spiegel ohne schlechtes Gewissen ansehen kann ... Zumal „Jeder Mensch trägt einen Zauber im Gesicht, der irgend jemand gefällt“ ( F. Hebbel).

Und kein Mensch kann auch auf alle Fragen eine Antwort haben, zumindest nicht alleine. Wie z. B. auch wiederum Einstein wusste- der ja auch immer wieder betonte, dass das menschliche Wissen nur sehr begrenzt ist, sein kann, alles relativ ist… Und beispielsweise auch Menschen Mut machte, die Vieles (noch) nicht verstehen- wie z. B. hier: „Mach dir keine Sorgen wegen deiner Schwierigkeiten mit der Mathematik. Ich kann dir versichern, dass meine noch größer sind" (A. Einstein). Man muss ja auch überhaupt schon ziemlich intelligent sein, um überhaupt viele Probleme bekommen bzw. erkennen, sich überhaupt in Frage stellen zu können … Oder auch „Scham“ haben zu können, bzw. auch einen recht guten Charakter (Menschen mit ungutem haben ja i. d. R. keinen Scham, Selbstzweifel…leider!). Zumal man einfach auch Vieles nicht wissen kann, evtl. auch nie, wie auch ein anderer der als klügsten geltenden Menschen aller Zeiten wusste „Was wir wissen ist ein Tropfen – was wir nicht wissen ein Ozean“! (I. Newton). *Nur dumme Menschen halten sich für allwissend und haben nie Selbst-Zweifel, Selbstkritik… Sind dann aber oft (um so) dummdreister, oft fieser, auch um von eigenen Unzulänglichkeiten abzulenken…Das sogar manchmal ziemlich geschickt…*

Zudem gibt es ja auch, auch für schlaueste Menschen, die Notwendigkeit – aber auch, mit Unterstützung dafür, Möglichkeit, des gerade heute ja auch oft viel besagten „lebenslangen Lernens“. Zumal, in der Tat: „Älter werde ich stets, niemals doch lerne ich aus“ (Solon).
Das denke ich auch, für mich, fast jeden Tag…
Zumal es heute ja auch immer wieder sehr viel Neues gibt, auch technisch usw. Auch in nicht-technischen Berufen und auch privat, mit neuen Medien etc. Wo ja selbst z. B. schlaue Professoren, Menschen wie

Einstein und dergleichen usw. nicht alles kennen, beherrschen. Das brauchen sie aber ja auch nicht. Sie müssen nur auf ihrem Gebiet gut sein. Und was man gut kann findet man, auch andere Menschen, manchmal eben auch erst später heraus, wenn man auch dann erst hierfür genug Förderung, Unterstützung bekommt… Also auch deshalb stimmt eben „was Hänschen nicht lernt…“ nicht (auch wenn Vieles von dem, was „Hänschen“ vielleicht nicht so gut kann er ja auch gar nicht braucht- für das was er später mal machen möchte. Picasso brauchte später kaum Mathe mehr, Mozart wohl auch nicht, Einstein hingegen musste nicht gut malen, singen können usw. Gerade auch Professoren sind oft sehr unkonzentriert, „schusselig“- wen stört das alles bei denen? Die können dafür –hoffentlich- anderes besser. Aber jeder Mensch kann irgend etwas schlechter und besser als zig *Millionen andere Menschen*!).
Zumal, nochmals, wie auch bei Zimbardo (S. 588) völlig zurecht betont wird „Der Diagnostiker sollte stärker als bisher erkennen, dass der Mensch, den er durch eine Diagnose beschreibt (...) in seinem aktuellen Handeln und Erleben genauso durch die derzeitige Lebenssituation beeinflusst wird wie durch „überdauernde“ Merkmale“ . *Das bedeutet also eben auch, dass bei anderen, besseren Umständen, Unterstützungen, Förderungen bzw. auch Schutz- auch für die Nerven, Körper und Geist- viel bessere Leistungen möglich sind*, vgl. auch dazu Zimbardo (S. 578 ff.). Das erfordert aber eben auch Zeit für die Menschen, Aufmerksamkeit für diese haben zu können- natürlich gerade auch als Lehrer, Erzieher usw. Auch erst mal um besser schauen zu können, was deren Stärken sind, was sie werden möchten usw. (das wird aber in der Tat noch viel zu oft missachtet, auch z. B. bei psycholog. Gutachten usw.).
Zumal, nicht zuletzt: In einem Interview im Juni 2012 sagte Jürgen Klopp, derzeit erfolgreichster deutscher Fußball- Trainer (und somit ja auch Pädagoge, zumal er das auch studierte), was ihn in unserer Gesellschaft ärgert: "Wir haben zu wenig Geduld im Umgang mit den Menschen". Und belegte das am Beispiel vieler Trainer, die beim ersten Misserfolg gefeuert würden. Dann aber später gar nicht mehr- wie er und andere Meister-Trainer- daraus lernen und erfolgreich sein können ... Zumal man ja bekanntlich aus Fehlern bzw. Niederlagen grundsätzlich

oft am meisten lernen kann, die ja auch zum Leben *aller* Menschen gehören.

Ständig an Grenzen stoßen ist auch normal und führt, wenn man Lehren daraus zieht, oft erst zu Lösungen ... (vgl. weitergehend dazu bei Interesse z. B. Brezinka S. 123, 131, 136; Spranger S. 6, S.28 ff.; Wulf S. 155). Es ist ja auch bereits eine Volksweisheit (und die von Präsidenten, erfolgreichen Unternehmern, Sportlern usw.): Aus Fehlern, Niederlagen, an Grenzen stoßen kann man mit am meisten (!) lernen! (vgl. Griesebach S. 55 ff, Spranger S. 95, Bollnow S.142ff. ). Zum Leben gehören auch immer auch Krisen, Scheitern (s. oben/ vgl. weitergehend dazu bei Interesse z. B. Bollnow S. 132 ff.). *Das ist das Leben, kein Versagen*! „Jeder Wissende irrt sich, jedes edle Pferd stolpert“ (aus dem Arabischen/Chinesischen).

Daraus, auch durch Krisen, kann man ja auch wachsen- aber i. d. R. auch nur mit genug Zeit, Ruhe und Hilfe, Unterstützung dabei (bei Bedarf auch therapeutisch- auch nahezu jeder große Sportler, Politiker usw. hat diese ja bzw. zumindest seinen persönlichen „Coach“ bzw. Berater) . Auch ein Oliver Kahn war früher z. B. ja schon etwas „hyperaktiv“ (Ohrbiss bei einem Gegenspieler,…). Wurde mit Hilfe, gerade auch beim Überwinden von Niederlagen, aber zum „Titan“, CL-Gewinner, mehrfachen „Welttorwart“… Überwand so auch „Burn-out“. Und zeigte dann auch wahre menschliche Größe nach einer Niederlage bzw. menschlichen Schwächen- und wurde *dadurch* endgültig zum „Held“, Kult… Wenn man aber schon Kinder, die nur etwas Geduld brauchen zum Lernen- es gibt ja auch unterschiedliche Lerntypen, ein Mensch braucht ggf. etwas länger um etwas zu verstehen, begreift es dann aber auch tiefer gehender- zu schnell „ruhig stellt“ wenn sie unruhig werden statt einfach etwas geduldiger auf sie einzugehen ist das natürlich fatal. Auch aus o. g. Gründen. Und hätte man alle großen Erfinder, Dichter und Denker „ruhig gestellt“ als sie einmal unkonzentriert waren- ja aber vielleicht auch nur mit Wichtigerem oder spannenderem im Kopf- oder (deshalb) in sich gekehrt-wo stünde die Welt dann heute?

Und auch J. Klopp wird ja z. B. oft vorgeworfen, dass er manchmal zu „hyperaktiv“ am Spielfeldrand ist. Auch wenn das auch einfach „nur“ Zeichen von Leidenschaft sein mag … Sagt er auch selbst, dass er

daran etwas arbeiten möchte. Gut. Nur sollte, muss man dann ja auch nicht den ganzen Menschen ändern oder gar (auch medikamentös) „ruhig stellen“, oder? (zumindest Millionen Fans von Borussia Dortmund wollten sicher auch nicht, dass man ihren Meister-Trainer „ruhig stellt“... Der seine Spieler, quasi Schüler, ja auch alleine dadurch „dopt“, zu Meistern macht, dass er ihre Stärken sieht, sie auch darüber motiviert). Und auch viel mehr die starken Seiten sehn und fördern... Einstein, einer der klügsten Menschen aller Zeiten, war z. B. auch sehr schlecht in Mathe in der Schule... Bis er später mehr, bessere Förderung, Unterstützung bekam... Auch Wertschätzung. Bzw. höhere Aufgaben, an denen er auch mehr wachsen konnte... Und würde z. B. ein Herr Klopp nicht seine Spieler „stark reden“, ihre *Stärken* fördern, auch motivierend und jeweils am richtigen Platz (z. B. nicht den besten Torjäger ins Tor stellend), wären die auch nicht zu (deutschen) *Meistern* geworden- die ja bekanntlich auch nicht vom Himmel fallen. Sondern, wie jeder Mensch, dazu Hilfe brauchen (bzw. auch zum Überleben überhaupt) als soziales, hilfsbedürftiges (Mängel-) Wesen, Mensch...
Schön auch, dass Shows wie „Supertalent“ wahre Genies teilweise von der Straße holen, zuvor völlig verkannt... Das sagt ja auch viel aus... Auch mit ADS, ADHS,... Oft geneidet, Mobbing-Opfer,... Aber wie viele sind noch dort oder sonst viel zu wenig gefördert, auch Arbeitslose? Ein Armutszeugnis für ein Land (wenn auch wieder vor allem für Verantwortliche, Politiker usw.- s. oben. „Normalbürger“ haben ja z. B. kaum mehr Lust auf die „Superstar“-Shows im TV, wo Menschen nur noch mit ihren Schwächen vorgeführt werden... Solche wo Oberflächliches, Aussehen und Herkunft usw. zweitrangig ist liegt dagegen voll im Trend, zu recht... ).
Aber, wie es ja auch z. B. in M. Jacksons „they don`t care about us“ besungen wurde, vor allem auch über Politiker: Fast alle Menschen bekommen heute viel zu wenig Aufmerksamkeit, es wird sich viel zu wenig um sie – ihre Bedürfnisse, Sorgen, aber auch Fähigkeiten, Möglichkeiten, Wünsche, Träume usw. gekümmert. Weil auch viel zu viel darüber, auch über deren Kopf hinweg entschieden wird gibt es ja auch unzählige Menschen auch in Deutschland- wie bei „Stuttgart 21“ usw., die sich das nicht mehr gefallen lassen wollen, mit auch vielen

Erfolgen (inkl. sogar Regierungswechseln dort). Denn ja, wir sind alle Mängel-Wesen. Aber so teilweise völlig mangelhafte Umstände, Bedingungen, Politik braucht wirklich kein Mensch – und da ginge *viel* Besseres. Was auch Bürgern erlauben würde weniger Stress, mehr Zeit und Aufmerksamkeit füreinander haben zu können (bzw. weniger „Defizit" daran).

Dass das den Menschen so oft genommen wird, alleine schon durch „nur" über deren Kopf, Bedürfnisse, Interessen, Meinungen hinweg regieren, Bürokratie usw. ließ ja z. B. auch sehr viele Demonstranten gegen „Stuttgart 21" und dergleichen aus einem Lied X. Naidoos („Wild vor Wut") singen: „Wir haben lang genug geschwiegen
Jetzt sind wir wirklich wild vor Wut
Wir werden euch besiegen
Weil es viel mehr von uns gibt". Zumal gerade auch in Zeiten des Internets aus einer (angeblichen) „Minderheit", teilweise auch zunächst belächelt, wie auch gegen „Stuttgart 21" und dergleichen und z. B. von AKW-Gegnern, ja oft auf einmal eine Mehrheit werden kann. Manchmal sogar von einem Tag auf den anderen, z. B. nach einer diesbezüglichen Katastrophe in Japan… Dann sind, waren (?) auf einmal auch nahezu alle Politiker hier ja „schon immer" gegen AKWs… Vorher gings halt nur leider nicht anders. Dann aber plötzlich auf einmal doch?! Alleine so etwas- in einem anderen Lied als „widerlich" bezeichnet- Heuchlerisches kann ja schon wütend, unruhig bzw. fast „depressiv" machen- ebenso wie o. g. Umstände, Abläufe. Nicht zuletzt auch Träume von Menschen so wenig zu achten, ihnen so oft zu nehmen… Bzw. auch auf ihre Sorgen, Ängste nicht einzugehen. Die ja auch zumindest subjektiv berechtigt sind, oft- vgl. das Beispiel „AKWs"- aber auch ganz objektiv begründet!
Und, wie es auch in einem Lied von W. Ambros heißt, wir gehören ja alle immer irgendwann irgendeiner „Minderheit" an- durch ganz individuelle Schwächen (aber auch Stärken), Vorlieben, Geschmack usw.- die eben jedes Individuum (Mensch) hat. Das ist ja aber kein Grund zum Schämen - sondern menschlich! Und das bedarf auch Schutz, jeder Mensch. Zumal in der Tat: (Selbst) „Wenn 50 Millionen Menschen etwas Dummes sagen, bleibt es trotzdem eine Dummheit." ( Anatole France).

Welche Geschichte lehrt das besser als die deutsche? Gerade deshalb sollte es gerade in diesem Land ja viel mehr Freiheit im Denken geben, für Andersdenkende bzw. (auch oft nur etwas) „aus der Norm Fallende“. Aber wohl nicht zufällig sagte wohl ein Dichter, Kurt Tucholsky, gerade in Deutschland ja sinngemäß einmal, dass es kaum etwas Schwereres gibt als „aus der Norm“ zu fallen, „Nein“ zu sagen zum „Geist seiner Zeit“. Bzw. zu Bedingungen, Ansichten, Normen usw., die auch in Deutschland heute sicher ganz oft noch nicht optimal sind. So dass „aus der Norm, dem Rahmen zu fallen“ sicher oft etwas *Gutes* ist – zumindest nicht Schlechtes! Und die „Nein-Sager“ sind ja auch nicht unbedingt eine Minderheit, werden auch, siehe oben, immer mehr, auch zurecht - so wie es auch z. B. in Xavier Naidoos Lied heißt (ähnlich John Lennons „Imagine“, wo es ja auch heißt „you may say I` m a dreamer- but I `m not the only one…): „Bitte hört nicht auf zu träumen“ (aus dem Album „Alles kann anders werden“), im Refrain : „Bitte hör nicht auf zu träumen, von einer besseren Welt. Fangen wir an auf zu räumen, bau sie auf, wie sie dir gefällt“.
Und gerade die als „Außenseiter“ oder auch „Träumer“, „Spinner“ und dergleichen verschriene bzw. verunglimpfte Menschen waren ja zumindest im Lauf der Zeit oft die besten, schlauesten, innovativsten, menschlichsten… Bzw. zumindest nicht schlechtesten! Die einfach auch mehr Respekt verdienen- eine andere, respektvollere Haltung, Umgang- und das kostet weder mehr Geld noch Zeit! Übrigens auch z. B. in Schulen nicht. Menschen, Kinder zu „dressieren“ bzw. disziplinieren, über einen Kamm zu scheren bzw. zum „Einheitsbrei machen“ erfordert auf Dauer ja auch mehr Zeit, Kraft als in einen spannenden - und auch mehr Freude gebenden- Dialog mit denen zu kommen, auch Stärken und Individualität mehr sehen und nutzen zu können- und so auch weg von einem Bild vermeintlicher „Störfaktoren“ zu Kindern, Jugendlichen, Menschen, die auch *viel zu sagen, bieten und lehren haben. Und auch bzw. vor allem deshalb mehr Aufmerksamkeit* <u>*verdienen*</u> *(nicht nur wegen ihrer Defizite)!*

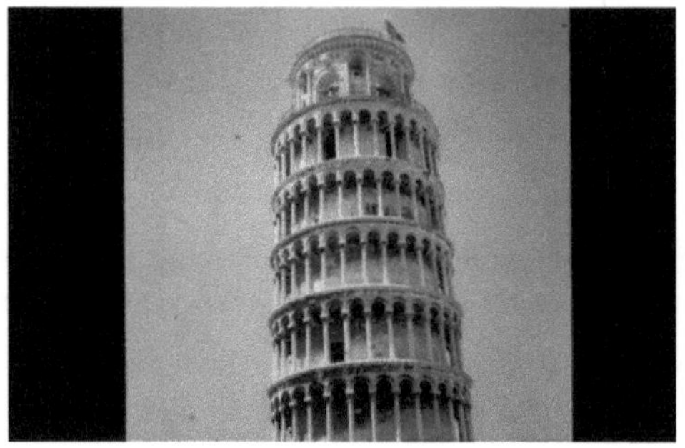

Der schiefe Turm von Pisa. Weltberühmt- auch trotz (oder gerade wegen?!) seinem „schräg sein", „Makel"

# VIII.

## Zur Definition, Diagnosen, Therapien im Konkreten…

hier Auszüge aus dem Artikel hierzu aus Wikipedia, der sogenannten „freien Enzyklopädie". Auch wenn hier eben auch zur Vorsicht geraten werden muss (das wird auch dort grundsätzlich zu medizinischen Themen, ähnlich wie ich hier das eingangs tat). Zumal „frei" hier eben auch heißt, dass theoretisch jeder dort schreiben kann, was er will. Zwar von „Administratoren" dort etwas überwacht. Aber das sind auch nicht immer Experten bzw. wenn dann solche, die eben auch diese oder jene (Welt-)Anschauung haben, was bitte immer mit bedacht werden muss, auch kritisch – ebenso wie natürlich auch z. B. meine Anschauungen,

Meinungen… Evtl. kann man auch einiges noch kritischer sehen als ich- oder weniger, zumal ich ja natürlich auch nicht für jedes Detail Experte bin, sein kann. Wenn selbst Männer wie Einstein und Newton immer wieder darauf hingewiesen haben, dass sie immens viel weniger wissen als sie wissen gilt das für „Normalsterbliche" wie auch mich natürlich umso mehr. Und, wie auch bereits erörtert, selbst mit besten Absichten ist irren eben menschlich, natürlich auch immer wieder von Experten. Hätten einige, teilweise durchaus sonst auch richtig liegende, Experten immer recht wäre ja z. B. die Welt Ende 2012 untergegangen…Oder wären eben auch Einstein, Mozart usw. in „Sonderschulen" gelandet.. Oder wäre Hitler wirklich nur ein unbedeutender Spinner gewesen, nicht unterschätzt worden- seine negative Energie.

Und dass gerade auch der Artikel zu ADHS bei Wikipedia einer der umstrittensten ist, immer wieder von diversen, auch Fach-, Leuten überarbeitet, heiß diskutiert, zeigt ja auch die Dimension, Brisanz, auch Umstrittenes des Ganzen. Und dass eben, auch unter Experten, Vieles noch alles andere als „eindeutig" ist dazu (das „Bearbeiten", das dort bei jedem Absatz steht ist auch immer im Original-Text- der also auch ständig überarbeitet werden kann, bisher dort Stehendes also ständig überarbeitet bzw. überholt werden kann, evtl. muss… Die jeweils aktuellste Fassung findet man immer bei wikipedia.de unter dem Stichwort „ADHS").

Da das aber eben noch einige evtl. hilfreiche, wissenswerte, auch konkrete Informationen liefern kann hier ein ausführlicher Auszug daraus. Zumal dort wohl schon die derzeit „herrschende Meinung" dargestellt wird (bzw. auch grundlegende Kritiken daran). Auch wenn diese eben, wie ja gerade auch die deutsche Geschichte – auch in den Wissenschaften- lehrt, sicher nicht immer die beste, richtige sein muss. Meine grundsätzlichen Kritiken an Vielem beschreibe ich ja aber auch ansonsten hier im Buch (auch dass z. B. sämtliche Statistiken, Zahlen mit Vorsicht zu genießen sind, Vieles beschreibt auch nur was „ist"… Und nicht, entscheidender, *was sein könnte*… Mit besserer Förderung… Auch z. B. für Eltern und Pädagogen… oder auch für Betroffene. Man wächst ja z. B. auch wirklich meistens (erst) mit den Aufgaben. Wenn man jemandem gar nicht so viel zutraut, z. B. wegen „seinem" oder

„ihrem“ A(D)HS, bekommt der ja auch gar nicht so viel zugetraut, woran er auch –erst, nur - wachsen könnte… usw.). Nachfolgendes deshalb nur noch mit wenigen kurzen Anmerkungen von mir dazu. Hervorhebungen, Unterstreichungen usw. entstammen auch dem Original-Text (sind nicht von mir gemacht).
Unterstrichenes dort heißt auch meistens (nur), dass es zu diesen Begriffen auch Extra-Kapitel bei Wikipedia gibt.
Zu Komplexes bzw. zu Konkretes habe ich dabei weggelassen- Letzteres um nicht doch dazu zu verleiten „Selbstdiagnose“ zu betreiben, was wie gesagt sehr gefährlich werden könnte.

**Aufmerksamkeitsdefizit-/Hyperaktivitätsstörung**
aus Wikipedia, der freien Enzyklopädie

| **Klassifikation nach ICD-10** | |
|---|---|
| F90.- | Hyperkinetische Störungen |
| F90.0 | Einfache Aktivitäts- und Aufmerksamkeitsstörung |
| F90.1 | Hyperkinetische Störung des Sozialverhaltens |
| F90.8 | Sonstige hyperkinetische Störungen |
| F90.9 | Hyperkinetische Störung, nicht näher bezeichnet |

ICD-10 online (WHO-Version 2013)

Die **Aufmerksamkeitsdefizit-/Hyperaktivitätsstörung (ADHS)**, die auch als **Aufmerksamkeitsdefizit-/Hyperaktivitäts*syndrom*** oder **Hyperkinetische Störung (HKS)** bezeichnet wird, ist eine bereits im Kindesalter beginnende psychische Störung [das ist, vgl. auch das dazu ansonsten von mir dazu Angeführte, zumindest umstritten- W.Laub], die sich durch Probleme mit der Aufmerksamkeit, Impulsivität und Hyperaktivität auszeichnet. Schätzungsweise 3–10 % aller Kinder zeigen Symptome im Sinne einer ADHS [das ist, vgl. auch das dazu ansonsten von mir dazu Angeführte, zumindest umstritten- W.Laub]. Die ADHS gilt heute als häufigste Ursache von Verhaltensstörungen und schulischen Leistungsproblemen von Kindern und Jugendlichen[das ist, vgl. auch das dazu ansonsten von mir dazu Angeführte, zumindest umstritten- W.Laub]. Entgegen früheren Aussagen, die ADHS trete vorwiegend bei Jungen auf (je nach Studie bis zu einem Verhältnis von 8:1 zu den Mädchen), weisen neuere Untersuchungen auf eine annähernd ausgeglichene Geschlechterverteilung hin [das ist, vgl. auch das dazu ansonsten von mir dazu Angeführte, zumindest umstritten- W.Laub],. Ebenso ist die früher vertretene Ansicht überholt, eine ADHS wachse sich mit der Pubertät aus: So zeigen 50–80 % der Betroffenen auch noch im Erwachsenenalter ADHS-Symptome.[1]

Daneben existieren alternative Bezeichnungen und Abkürzungen, welche teilweise übereinstimmende Krankheitsbilder beschreiben, teilweise spezielle Ausprägungen bezeichnen. Verbreitet ist insbesondere die Bezeichnung **Aufmerksamkeitsdefizitsyndrom oder -störung (ADS)**. Veraltet sind hingegen die Bezeichnungen *Minimale Cerebrale Dysfunktion* (MCD) und *Psychoorganisches Syndrom* (POS). International wird üblicherweise von *attention deficit hyperactivity disorder* bzw. *attention deficit/hyperactivity disorder* (ADHD) und (veraltet) *attention deficit disorder* (ADD) gesprochen.

Die Aufmerksamkeitsdefizitstörung ist nach derzeitigem Stand (2009) ein multifaktoriell bedingtes Störungsbild mit einer erblichen Disposition, welche die Ausbildung der Krankheit begünstigt.[2] [das ist, vgl. auch das dazu ansonsten von mir dazu Angeführte, zumindest umstritten- W.Laub]. Auf neurobiologischer Ebene wird es unter anderem als striatofrontale

Dysfunktion erklärt. Für den Verlauf und die individuelle Ausprägung spielen daneben psychosoziale Faktoren und Umweltbedingungen eine wichtige Rolle. Allerdings gibt es, trotz vieler möglicher unterschiedlicher biologischer Ursachen, kein stimmiges Modell zur ADHS.[3]

Betroffene und ihre Angehörigen stehen meist unter erheblichem Druck. Versagen in Schule oder Beruf und die Entwicklung von weiteren psychischen Störungen sind häufig. Die Behandlung richtet sich nach dem Schweregrad, den jeweiligen Symptomen sowie dem Alter des Betroffenen. Wegen der Komplexität der Störung wird angestrebt, verschiedene Behandlungsansätze zu einer auf den Patienten und sein soziales Umfeld zugeschnittenen Therapie zu kombinieren.

***Geschichte [Bearbeiten]***

1845 beschrieb der Frankfurter Arzt Heinrich Hoffmann im Struwwelpeter einige typische ADHS-Verhaltensweisen (Zappel-Philipp, Hanns Guck-in-die-Luft). Hoffmann betrachtete diese jedoch als Erziehungsprobleme und nicht als Krankheit.

1901 schrieb Sigmund Freud in seiner Schrift *Zur Psychopathologie des Alltagslebens*: „Es gibt Menschen, die man als allgemein vergesslich bezeichnet und darum in ähnlicher Weise als entschuldigt gelten lässt wie etwa den Kurzsichtigen, wenn er auf der Straße nicht grüßt.“ Freud vermutete als mögliche Ursache „Abänderungen der Blutversorgung im nervösen Zentralorgan“.[4]

1902 beschrieb der englische Kinderarzt George Frederic Still das Störungsbild erstmals wissenschaftlich und postulierte, dass nicht eine schlechte Erziehung oder ungünstige Umweltbedingungen, sondern eine angeborene neurobiologische Konstitution die Ursache sei.

Heute liegen weltweit knapp 19.000 Forschungsarbeiten zum Thema vor.[5] Das US-amerikanische Magazin Time widmete dem Thema 1994 eine Titelgeschichte.

***Vorkommen [Bearbeiten]***

Wegen der widersprüchlichen und unzureichend objektiven Möglichkeiten einer Diagnose der ADHS ist eine sichere Aussage über die Prävalenz nicht möglich.[3] (...)

Es gibt sehr unterschiedliche Auffassungen zum ADHS-Syndrom. Daher ist es nur unzureichend objektivierbar. Aus den unterschiedlichen, bedeutsamen Diagnosesystemen, ICD-10 und DSM-IV-TR lassen sich keine konsistenten Merkmale der Störung ableiten. Auch die Untersuchungsinstrumente, wie Fragebögen oder Interviewbögen sind unzureichend. Aus diesem Grund werden häufig ganz unterschiedliche Prävalenzraten angegeben. Manche Autoren gehen so weit, der Diagnose nur einen Wahrscheinlichkeitscharakter zuzubilligen.[3]

Die Prävalenzrate (Krankheitshäufigkeit) im Kindesalter wird in Deutschland mit 3,9 % angegeben.[6] Andere deutsche Erhebungen fanden bei 6–10 Jahre alten Kindern in 6 % der Fälle ein ADHS (nach DSM-IV).[7] Verschiedene Autoren, die leicht betroffene und nicht therapiebedürftige Personen mit berücksichtigen, sprechen auch von Raten bis zu 25 %.(…)

ADHS-Betroffene zeigen verschiedene andere psychische Störungen, z. B. Depressionen, Angststörungen und Störungen des Selbstbildes und Selbstwertgefühls sowie soziale Phobien. Bei Frauen werden auch Essstörungen beobachtet. Betroffene beiderlei Geschlechts können Bulimie als Begleiterkrankung entwickeln.

ADHS im Erwachsenenalter ist seit 1995 bekannt und seit 2003 auch in Deutschland anerkannt.

Nach der übereinstimmenden Meinung vieler Experten sind heute nicht mehr Kinder und Erwachsene betroffen als früher. ADHS tritt aber aktuell verstärkt und offensichtlicher zutage, sodass sich die Grenze zwischen nicht behandlungsbedürftigen und behandlungsbedürftigen Betroffenen in den letzten Jahrzehnten verschoben hat. Vermutete Ursachen dafür sind zum einen die fortschreitende Vernetzung der Gesellschaft und die damit einhergehende Reizüberflutung durch ein Überangebot an Informationen, Kommunikation und medialen Reizen wie Fernsehen, Computer und Mobiltelefon, zum anderen die deutlich erhöhten Anforderungen an jeden Einzelnen durch die zunehmende Komplexität im privaten und beruflichen Leben sowie die immer häufiger vorzufindende Strukturlosigkeit in Familie, Schule und Gesellschaft. Aufgrund dieser Gegebenheiten sehen sich ADHS-Betroffene meist einer größeren Herausforderung gegenüber, ihr Leben zu gestalten.

Problematisch ist die Diagnosestellung, da die Kernsymptome auch als völlig normale Erscheinungen in den Entwicklungsphasen des Vorschulalters auftreten und die Unterscheidung zwischen Variationen der Norm und Auffälligkeit Eltern und Erziehern daher oft sehr schwerfällt. In einer Studie von Manfred Döpfner (Universität Köln) konnten einzelne Symptome bei bis zu 31 % der Jungen festgestellt werden. Die notwendige Anzahl der Kriterien für eine ADHS-Diagnose erreichten hier aber nur 6 % aller Kinder (...).

### *Ursachen [Bearbeiten]*

Nach derzeitigem Forschungsstand (Sommer 2008) ist von einer multifaktoriellen Verursachung von ADHS auszugehen, also dem Zusammenwirken biologischer, psychischer und sozialer Faktoren. Bei ca. 50 % der darauf untersuchten ADHS-Betroffenen besteht eine genetisch bedingte Abnormalität der neuronalen Signalverarbeitung im Gehirn.

In einer 1990 von Zametkin und Mitarbeitern durchgeführten Studie wurde der Glucose-Stoffwechsel des Gehirns bei erwachsenen ADHS-Patienten und gesunden Kontrollpersonen verglichen. Die PET-

Aufnahme zeigt links den zerebralen Glukoseverbrauch einer Person ohne ADS und rechts einer Person mit ADS bei einer bestimmten Aufgabenstellung. Die Studie war die erste große funktionell-bildgebende Untersuchung zur ADHS und bildete die Grundlage für viele weitere Studien. Die spezifischen Befunde konnten in nachfolgenden Studien allerdings nur teilweise reproduziert werden.[9] [das ist, vgl. auch das dazu ansonsten von mir dazu Angeführte, auch zumindest sehr umstritten- W.Laub].

Davon sind insbesondere neuronale Regelkreise betroffen, die für die Regulation bzw. das Zusammenwirken von Motivation, Kognition, Emotion und Bewegungsverhalten verantwortlich sind. Da das Frontalhirn und das sogenannte Striatum (ein Teil der Basalganglien) in diesen Regelkreisen eine bedeutende Rolle spielen, spricht man auch von einer striatofrontalen Dysfunktion. Diese ist zu einem Teil vererbt, eventuell aber auch pränatal, also während der Schwangerschaft erworben. Geschwister haben drei- bis fünfmal so häufig ADHS wie Nicht-Geschwister; die biologischen Eltern von ADHS-Erkrankten sind in etwa 18 Prozent der Fälle ebenfalls betroffen [das ist, vgl. auch das dazu ansonsten von mir dazu Angeführte, zumindest auch sehr umstritten- das könnte ja auch eher an ähnlichen Lebensbedingungen von Geschwistern bzw. Eltern liegen W.Laub]..

Schwangerschafts- und Geburtskomplikationen, ein erniedrigtes Geburtsgewicht, Infektionen, verschiedene Schadstoffe sowie Erkrankungen oder Verletzungen des zentralen Nervensystems gelten als Risikofaktoren; ebenso während der Schwangerschaft stattfindende Belastungen mit Alkohol und Tabakrauch.[10] Eine 2009 veröffentlichte Studie mehrerer deutscher Universitäten und Krankenhäuser belegt anhand von knapp 6.000 untersuchten Fällen einen Zusammenhang zwischen Passivrauchen während der Schwangerschaft und Kindheit und der Häufigkeit von ADS und Hyperaktivität.[11][12] Neben dem Passivrauchen stellt unter anderem auch der Schadstoff Blei nach neueren Untersuchungen einen Risikofaktor für ADHS dar.[13][14][15] Ebenso sehen Wissenschaftler einen möglichen Zusammenhang mit dem Konsum von Lakritze in der Schwangerschaft.[16]

Deprivation bei ungünstigen psychosozialen Bedingungen in der Familie ist ätiologisch bedeutsam. Sie trägt zu dem Schweregrad und der Symptomatik bei, insbesondere bei den aggressiven und dissozialen Verhaltensauffälligkeiten.[17]

Persönlichkeitsbefragungen von ADHS-Patienten an den „Official Medical Centers" der großen US-amerikanischen Universitäten ergaben, dass die Entwicklung des Krankheitsbildes bei den Befragten fast ausnahmslos davon abhing,

- in welchem Alter die Erkrankung diagnostiziert wurde, und
- wie das Umfeld im familiären bzw. privaten Bereich, in der Schule und am Ausbildungsplatz bis zum Zeitpunkt der Diagnose reagierte.

Diese Bedingungen werden für den Verlauf der Erkrankung bis zum Zeitpunkt der Aufnahme medizinischer Maßnahmen in der ADHS-Forschung heute als sehr wesentlich eingeschätzt. Die rein medizinische Betrachtung reicht nicht aus. Das neurobiologische Erklärungsmodell muss durch psychologische Konzepte ergänzt werden. Auch ist nicht klar, ob die neurobiologischen Besonderheiten von aufmerksamkeitsgestörten Personen die Ursache ihrer Verhaltensauffälligkeiten bilden oder ob diese nicht die Folge ungünstiger Nutzungsbedingungen, welche das Kind antrifft, darstellen. So gibt es nach R. Tannock heute keine unstrittigen biologischen Kennwerte, durch die es möglich ist, aufmerksamkeitsgestörte von unauffälligen Kindern verlässlich zu unterscheiden.[2]

Im Laufe der Lebensentwicklung der ADHS-Betroffenen führt die Symptomatik oft zu verschiedenen psychosozialen Folgeerscheinungen, die wiederum Rückwirkungen auf den Störungsverlauf haben und die Entstehung von Folgeerkrankungen erheblich beeinflussen. Durch die neurobiologisch bedingte Störung der Selbstregulation und Impulskontrolle kommt es beispielsweise immer wieder zu Konflikten mit Eltern, Gleichaltrigen und Lehrern, was durch ungünstige Bedingungen in Familie und Schule noch verstärkt werden kann(…).

Bei besonderem aversivem, kontrollierendem und verhärtetem Erziehungsverhalten besteht ein erhöhtes Risiko, dass sich die Verhaltensprobleme des Kindes ausweiten und auch außerhalb der Familie auftreten.[2] Dadurch wird oft eine Verstärkung der Symptomatik bewirkt sowie die Entstehung komorbider Symptome begünstigt (wie Leistungsdefizite, aggressives Verhalten und emotionale Störungen). Oft entsteht ein regelrechter Teufelskreis. Moderne Therapieansätze von ADHS streben daher neben der medizinischen und psychologischen Behandlung auch eine positive Gestaltung des Umfelds der Betroffenen an, da dieses für den Krankheitsverlauf mitverantwortlich ist. Bislang sind jedoch keine Faktoren bekannt, die eindeutig belegen, welche Bedingungen eine primäre Rolle für die Entstehung einer Aufmerksamkeitsdefizitstörung spielen.

***Diagnostik [Bearbeiten]***

Voraussetzung für jede Behandlung von ADHS ist eine fundierte Diagnose durch einen Kinder- und Jugendpsychiater oder Kinder- und Jugendlichenpsychotherapeuten – sog. klinische Diagnose. Dabei müssen auch Differentialdiagnosen und eventuelle begleitende Krankheiten (Komorbiditäten) wie z. B. eine Störung des Sozialverhaltens, Angststörungen oder Borderline-Persönlichkeitsstörung (im Jugend- und Erwachsenenalter) beachtet werden.

Die gesundheitliche Versorgung von ADHS-Betroffenen und ihren Bezugspersonen ist häufig sehr schlecht. Kirsten Stollhoff, Autorin des Buches „Hochrisiko ADHS“, hat 1999 vorgerechnet, dass bei den etwa 5 % schwer Betroffenen, von denen man realistischerweise ausgehen könne, in Deutschland 584.700 Kinder behandlungsbedürftig gewesen seien. Behandelt wurden davon nur 10 %.

Als spezifische psychodiagnostische Testverfahren für die ADHS steht beispielsweise von Manfred Döpfner, Gerd Lehmkuhl und H.-C. Steinhausen eine Diagnose-Checkliste in Form von Fragebögen und Checklisten für Aufmerksamkeitsdefizit-/Hyperaktivitätsstörungen (DCL-ADHS), der Fragebogen zum Hyperkinetischen Syndrom und

Therapieleitfaden von Klein sowie Conners 3TM von C. K. Conners zur Verfügung.[18]

Eine Diagnose sollte sich auf Informationen aus unterschiedlichen Quellen stützen, da ein einzelner Test oder Lebensumfeld nicht die komplette Differentialdiagnostik abdecken kann. Zur grundlegenden Diagnostik gehören daher neben der Befragung des betroffenen Kindes, der Eltern/Erzieher und Lehrkräfte auch eine gründliche psychologische Testdiagnostik, eine neurologische Untersuchung sowie Verhaltensbeobachtung.

Konzentrationsstörungen können auf ganz unterschiedliche biologische und psychologische Umstände und Ursachen zurückgeführt werden. Da sich die ADHS-Leitsymptome (z. B. Hyperaktivität, geringe Ausdauer, schlechtes Schriftbild, Ängste, Depressionen, Konzentrationsschwierigkeiten) und die eines Magnesiummangels überlappen, ist auch eine sorgfältige Überprüfung dieser Ursachen notwendig.[19] Für die Fremdurteile (Lehrkräfte, Eltern) steht eine Reihe von Fragebogenverfahren zur Verfügung. Besser ist jedoch die direkte Beobachtung des Kindes in der Schule und zu Hause; diese sollte zusätzlich erfolgen (...).

Eine testpsychologische Untersuchung sollte mindestens ein bis zwei Stunden dauern, um auch eine gründliche Verhaltensbeobachtung in der Testsituation zu gewährleisten. Reine Konzentrationstests wie etwa der d2-Test (Brickenkamp) oder der BP-Konzentrationstest nach Esser reichen allein nicht aus, um eine Aussage über die Konzentrationsfähigkeit eines Kindes im Alltag zu treffen. Zusätzlich müssen eine Reihe weiterer Tests, z. B. der Denkfertigkeiten („Intelligenztest"), durchgeführt werden. Hierbei können die Untertests einen Aufschluss über die Stärken und Schwächen liefern und eine Hilfe in der Diagnosestellung bieten.

**In Kliniken oder ärztlichen Praxen wird aus Kostengründen selten zusätzlich eine MRT angefertigt. Ein EEG wird durchgeführt, um Auskunft darüber zu erhalten, ob andere Erkrankungen vorliegen.**

**Vor allem im Falle einer Medikation soll auf diese Weise ausgeschlossen werden, dass etwa eine Epilepsie vorliegt.**

***Behandlungsbedürftigkeit [Bearbeiten]***

ADHS kann in drei Schweregrade eingeteilt werden:

- Der leicht Betroffene hat zwar die biologische und genetische Prädisposition, bei ihm ist die Symptomatik aber nicht so stark ausgeprägt, dass er behandlungsbedürftig ist. Er besitzt eine höhere Kreativität, ist etwas weniger impulsgehemmt als normal und kann sich nicht so gut konzentrieren wie andere Menschen. Dafür bekommt er aber am Rande liegende Details sehr viel besser mit. Trotzdem ist eine frühzeitige Information des Betroffenen und seines Umfeldes über ADHS sowie eine psychosoziale Hilfestellung wichtig. Dadurch kann ein Betroffener in seiner Entwicklung günstig beeinflusst werden und die negativen Symptome werden abgeschwächt.
- Der mittelschwer Betroffene ist behandlungsbedürftig und leidet neben ADHS zunehmend unter Folgeerkrankungen. Er entwickelt aber keine Störung des Sozialverhaltens oder andere soziale Auffälligkeiten. Unter Umständen ergreift er einen Beruf, für den er geistig deutlich überqualifiziert ist. Das Suizidrisiko ist ohne Behandlung erhöht, und die Wahrscheinlichkeit von Schulversagen und Versagen im Beruf nimmt zu.
- Ein schwer Betroffener hat ein gestörtes Sozialverhalten und ein stark erhöhtes Risiko, ein Suchtverhalten zu entwickeln oder in die Kriminalität abzurutschen. Ohne Behandlung ist er nur schwer zu (re-)sozialisieren.

Mit einer umfassenden Prophylaxe und der Information des Umfeldes über die Störung kann man unter Umständen erreichen, dass sich die einzelnen Symptome weniger deutlich ausprägen, sodass ursprünglich schwerer Betroffene in eine schwächere Kategorie fallen. Zu bedenken ist aber, dass ein Großteil des Schweregrades neurobiologisch bedingt ist. Daher können die Symptome nur im Rahmen der synaptischen und kortikalen Plastizität des menschlichen Gehirns beeinflusst werden. Untersuchungen zur Langzeitplastizität bei ADHS stehen noch aus [auch das zumindest teilweise auch umstritten und die Hilfe muss auch wirklich gut sein, nicht stigmatisierend oder sonst erst wirklich Probleme schaffend..Was mehr, weniger schwer ist-auch eine sehr subjektive Sache!W.Laub]

**Information [Bearbeiten]**

Eingehende und umfassende Information aller beteiligten Personen über ADHS ist ein wesentlicher Bestandteil jeglicher Therapie. Betroffene sollten über die Art der Störung (ADHS ist *keine* Geisteskrankheit, *kein* Schwachsinn und *keine* Faulheit), die Symptome, die möglichen Schwierigkeiten im Alltag und etwaige Behandlungsmöglichkeiten in Kenntnis gesetzt werden(...)

**Eliminationsdiät [Bearbeiten]**

Studien des ADHS Research Center in Eindhoven mit der Universität Rotterdam zeigen, dass mit Hilfe der Eliminationsdiät bei gewissen Kindern mit ADHS-Symptomen Erfolge erzielt werden könnten. Eine Studie mit 100 Teilnehmern zeigte bei 64 % der damit behandelten Kindern eine signifikante Verminderung der ADHS-Symptome. Diese aßen zunächst nur Reis, Gemüse und Fleisch. Alles andere wurde aus dem Speiseplan eliminiert. Nachdem die ADHS-Symptome verschwunden waren, wurden Mahlzeiten um weitere Nahrungskomponenten ergänzt, um die postulierten Auslöser für ADHS zu identifizieren. Tatsächlich lösten nur einige wenige Lebensmittel ADHS aus, die – gemäß Studie – dauerhaft vermieden werden sollten. Aufgrund der sehr kleinen Teilnehmerzahlen bei bisherigen Eliminationsdiät-Studien sollte hierbei aber noch nicht von einer etablierten, klar signifikanten Behandlungsmethode gesprochen werden. Weitere, umfassendere Studien sind nötig, um diesen Effekt zu bestätigen oder zu widerlegen.[26]

**Medikation [Bearbeiten]**

- Eine Medikation ist bei Mittel- und Schwerbetroffenen in vielen Fällen angezeigt. Ziel dieser Behandlung ist es, die Aufmerksamkeits-,

Konzentrations- und Selbststeuerungsfähigkeit zu verbessern sowie den Leidensdruck der Betroffenen zu mindern [der auch oft „nur" durch den wenig guten Umgang mit Betroffenen erfolgen kann- was aber eben auch oft Unterstützung bedarf -W. Laub]. In manchen Fällen werden so erst die Voraussetzungen für weitere therapeutische Arbeit geschaffen.[27] Zur medikamentösen Behandlung der ADHS werden in erster Linie Stimulanzien eingesetzt, die den Dopaminstoffwechsel im Gehirn beeinflussen. Dazu gehören Methylphenidat und Amphetaminderivate (D-L Amphetamin), die etwa seit Mitte der 1950er Jahre verwendet werden. Etwa 70 % der Betroffenen sprechen darauf an. Weiterhin können auch auf den Dopamin- oder Noradrenalinhaushalt wirkende Antidepressiva zur Behandlung eingesetzt werden.

### ADHS und Östrogen [Bearbeiten]

Frauen mit ADHS weisen offenbar stärkere hormonelle Schwankungen auf. Viele ADHS-Frauen leiden u. a. auch an einem prämenstruellen Syndrom bzw. der schwereren Form der sogenannten prämenstruell dysphorischen Störung. In diesen Fällen hat sich die Einnahme von Östrogenpräparaten (z. B. Antibabypille) bewährt.[35][36][37]

### Psychotherapie [Bearbeiten]

Psychotherapeutische Behandlungsmethoden gelten als ein wesentlicher Bestandteil im Rahmen der multimodalen Therapie(…).

### Interventionen bei schulischen Problemen [Bearbeiten]

Bei Schwierigkeiten in der Schule oder im Kindergarten können bei vorhandenen Ressourcen neben einer Beratung der Lehrer und Erzieher in Kooperation mit Eltern, Lehrern und Erziehern verhaltenstherapeutische Interventionen installiert werden. Hier können Token-Systeme, ein Response-Cost, die vom Lehrer erteilte Auszeit oder die Selbstmanagement-Therapie verwendet werden.

Sollte das Kind bereits im Vorschulbereich eine stark ausgeprägte Symptomatik aufweisen, kann ein Besuch der Vorschule, eines Förderkindergartens oder der Beginn einer ergotherapeutischen Förderung sinnvoll sein.

Bei Kindern, die an ADHS leiden, muss sorgfältig geprüft werden, welche Schulform ihrer grundlegenden Leistungsfähigkeit entspricht. Dabei muss immer geprüft werden, ob sie schulisch über- oder unterfordert sind. Bei massiven Verhaltensauffälligkeiten kann auch der Besuch einer integrativen Klasse oder Förderschule für Erziehungshilfen notwendig werden. Der Besuch einer Heimschule mit spezieller pädagogischer Förderung kann sinnvoll sein, wenn der Besuch einer Regel- oder Förderschule nicht mehr möglich ist. Hier besteht die Möglichkeit der intensiven pädagogischen Förderung in kleinen Gruppen.[40][23] [41]

### Weitere Behandlungsunterstützung [Bearbeiten]

#### Hilfen zur Erziehung [Bearbeiten]

Die Jugendhilfe bietet interessierten Eltern als unterstützende Maßnahmen Hilfen zur Erziehung, zum Beispiel Erziehungsberatung, sozialpädagogische Familienhilfe, Tagesgruppen. Dabei wird versucht, mit modernen erzieherischen Methoden und einer speziellen Förderung die oft existierenden Defizite im Verhalten zu verringern und darüber hinaus auch eine Verbesserung der schulischen Leistungen zu bewirken. Eltern haben auch die Möglichkeit, selbst gewählte Hilfen über das regional zuständige Jugendamt zu beantragen. Nach § 5 SGB VIII besteht für die Eltern ein Wunsch- und Wahlrecht hinsichtlich der Art des Hilfeangebotes und des Anbieters bzw. Beraters. In der Regel reicht es, einen formlosen Antrag auf Hilfe zur Erziehung zu stellen.

#### Coaching [Bearbeiten]

Bei einem Coaching steht dem Betroffenen neben dem Therapeuten und dem Arzt noch eine Vertrauensperson zur Verfügung, die ihn unterstützt, mit ihm Ziele entwirft und mit ihm gemeinsam Strategien entwickelt, wie diese Ziele zu erreichen sind. Somit arbeitet der Coach fast permanent mit dem Betroffenen und hilft ihm, die getroffenen Vorsätze umzusetzen.

### Ergotherapie [Bearbeiten]

Mit ADHS ist häufig eine Neigung zur Grobmotorik und eine Störung der Feinmotorik verbunden. Abhilfe kann hier eine Ergotherapie schaffen. Weiterhin kann die Ergotherapie Hilfe im Bewältigen von alltäglichen Problemen leisten. Dazu zählen u. a. das Erlernen von kompensierenden Strategien, angemessenem Sozialverhalten, sowie Elterntraining und Beratung zur Förderung des Kindes im Alltag.

### Nährstofftherapie [Bearbeiten]

Relativ neu ist ein Behandlungsansatz mittels Nährstofftherapie. Studien an den Universitäten Oxford und der Universität von Südaustralien haben gezeigt, dass die tägliche Gabe von Omega-3-Fettsäure die Symptome der Hyperaktivität gegenüber einer Kontrollgruppe nach einigen Wochen stark reduziert hat, wobei einmal „mittlere bis starke Behandlungseffekte“ aufgezeigt wurden[42] und einmal „Verbesserungen gegenüber der Placebogruppe in Lesen, Schreiben und Verhalten nach drei Monaten Behandlung“ festgestellt wurde.[43] In anderen Studien wurde Magnesium,[44] Zink (das wie Methylphenidat mit hoher Affinität an den Dopamin-Transporter bindet)[45][46], und Vitamin E als Lebensmittel- oder Nahrungsergänzungspräparate gegeben. Ebenfalls wird empfohlen, den Konsum von Lebensmitteln mit hoher glykämischer Last zu vermeiden und möglichst proteinhaltige und kohlenhydratreiche Nahrung zu verzehren. Ob es sich dabei um einen wissenschaftlichen Ansatz oder um eine diätetische Mode handelt, sei dahingestellt. Überblickartikel betonen, dass Omega-3-Fettsäuren bei einigen Betroffenen zu wirken scheinen, aber nicht bei allen.[47] Ältere, mittlerweile verworfene Ansätze führten ADHS auf einen Phosphatüberschuss in der Nahrung zurück, was jeglicher wissenschaftlichen Grundlage entbehrt.

## Alternative Behandlungen [Bearbeiten]

### Neurofeedback-Training [Bearbeiten]

Neurofeedback ist eine Spezialform eines Biofeedback-Trainings, bei der eine trainierende Person computerunterstützt optische oder akustische Rückmeldung über Veränderungen der EEG-Signale ihres Gehirns erhält. Quantitative EEG-Untersuchungen (QEEG) zu Aufmerksamkeitsdefizitstörung haben gezeigt, dass eine von ADHS betroffene Person eine vom Optimum abweichende Frequenzverteilung ihrer EEG-Wellen (z. B. bei zu viel high-Beta = Überaktivierung bzw. zu viel low-Theta = zu wenig Aufmerksamkeit bzw. zu verträumt) hat,[48] die als Fehlregulation in der Selbstregulation des Gehirns angesehen werden und mittels operanter Konditionierung in eine gewünschte positive Richtung trainiert werden kann und damit über die Verbesserung der Gehirnleistungsfähigkeit eine Befindlichkeitsverbesserung bewirken kann.[49] Als Indikator für die Diagnose ADHS dient nach Monastra u. a. das Amplituden-Verhältnis bzw. die sog. Power-Ratio der Theta und Beta-Frequenzbänder der EEG-Wellen. Falls der Quotient Theta/Beta-Amplitude oder Power mehr als 1,5 Standardabweichungen gegenüber dem Mittelwert der gleichaltrigen Normgruppe nach oben abweicht, kann ADHS mit einer 86-prozentigen Wahrscheinlichkeit diagnostiziert werden, und weniger als 2 % der mit dieser Diagnosemethode identifizierten Fälle werden unzutreffend diagnostiziert.

Insbesondere seit der Verfügbarkeit von zur Realtime-Frequenzanalyse genügend leistungsfähigen Personalcomputern – beginnend ab den 1990er Jahren – hat das Neurofeedbacktraining eine weitere Verbreitung gefunden, ausgehend von Forschern und Geräteentwicklern in den USA. Weitergehende Forschungen, Studien zur Klärung noch ungelöster Fragen und Erfahrungsaustausch auf Fachtagungen auf den Gebieten des Neurofeedbacks werden angestrebt.

Eine Metastudie aus dem Jahr 2009 (15 Studien mit 1194 Studienteilnehmern) kommt zu dem Ergebnis, dass ADHS wirksam mit Neurofeedback behandelt werden kann. In dieser Metastudie erreichten die Neurofeedbackgruppen im Vergleich zu den Kontrollgruppen eine mittlere bis große Effektstärke (ES) in Bezug auf die Kernsymptome Unaufmerksamkeit (ES 0.81) und Impulsivität (ES 0.69) sowie eine mittlere ES im Bezug auf die Hyperaktivität (ES 0.40).[50]

### Wirkungslose und umstrittene Ansätze [Bearbeiten]

Andere Ansätze können aufgrund der Ergebnisse von Untersuchungen und Doppelblind-Studien als wirkungslos gegenüber ADHS angesehen werden. Auch sind sie häufig gesundheitlich bedenklich.

Eine homöopathische Behandlung von Kindern mit ADHS zeigt sich in aktuellen Studien als der Gabe von Placebos nicht[51] oder nur sehr gering[52] überlegen. Sie ist daher ungeeignet, eine konventionelle Therapie zu ersetzen und lediglich als eine mögliche Ergänzung zu betrachten.

Die Behandlung mit sogenannten AFA-Algen ist gefährlich, da Blaualgen im Allgemeinen Toxine beinhalten, die sowohl die Leber als auch das Nervensystem nachhaltig schädigen können. Das kanadische Gesundheitsministerium sah sich nach entsprechenden Untersuchungen veranlasst, eine entsprechende Meldung herauszugeben und vor der Einnahme zu warnen – ebenso wie das Bundesinstitut für gesundheitlichen Verbraucherschutz und Veterinärmedizin.[53]

### Non-Responder [Bearbeiten]

Ein Non-Responder ist ein Mensch, der auf ein bestimmtes Medikament keine oder nicht die erwartete Wirkung zeigt. Das gibt es auch bei ADHS in bis zu 30 % der Fälle.

Krause und andere fassten den Stand der Forschung zusammen, dass zur Entstehung der striatofrontalen Dysfunktion, und damit ADHS, eine Schwelle von verschiedenen defekten Genen überschritten werden muss. Einige dieser Gene sind ebenfalls für andere Erbkrankheiten wie das Fragile-X-Syndrom, das Restless-Legs-Syndrom oder das Tourette-Syndrom verantwortlich, sodass hier häufig ein Zusammenhang besteht.

Klinische Studien ergaben auch teils verschiedene Gendefekte bei den einzelnen Typen der Aufmerksamkeitsdefizitstörung. Krause u. a. schließen daraus, dass sich verschiedene Symptome verschiedenen Defekten zuordnen lassen.

Das erklärt auch die Raten an Non-Respondern bei Methylphenidat (greift in den Dopamin-Haushalt ein) und Atomoxetin (greift in Noradrenalin ein). Wenn bei einem spezifischen ADHS-Patienten der Dopamin-Haushalt nicht gestört ist, weil die Schwelle durch andere Gene überschritten wurde, zeigt er keine ADHS-typische Wirkung auf Methylphenidat; entsprechendes gilt für Atomoxetin. In allen Fällen wurde aber eine signifikante Störung des Serotonin-Haushalts festgestellt, was zu einer Neigung zu Ängsten und Depressionen führt.

Krause u. a. schließen mit einem Ausblick, dass eine sichere Medikation und Behandlung erst dann möglich sein wird, wenn man alle an der Störung beteiligten Gene identifizieren und deuten kann.

***Komorbiditäten und Folgeerkrankungen [Bearbeiten]***

Wird ADHS nicht diagnostiziert bzw. wird auch sonst keinerlei Hilfe und Therapie durchgeführt, hat das häufig Auswirkungen auf das Umfeld. Der Betroffene kann auf sein Umfeld „desinteressiert“, „faul“, „dumm“ oder „arrogant“ wirken; er macht die Erfahrung des Schulversagens, und im Kindesalter erlebt er immer wieder Sanktionen für sein Verhalten durch Eltern, Lehrer und andere Gruppen. Erst nach der ADHS-Diagnose können diese Personen und das Umfeld erfahren, wie sie das Verhalten richtig einschätzen können [*wenn* die Diagnose richtig ist und nicht falsch, erst dann Probleme entstehen bzw. durch falschen Umgang damit bzw. Stigmatisierungen – W.Laub]

Die Schwierigkeiten im Umfeld des Betroffenen senken seine Motivation und führen häufig zu schlechteren Schulabschlüssen. Häufig schlagen ADHS-Betroffene eine Karriere unter ihren intellektuellen Möglichkeiten ein (…).

**Negatives Selbstkonzept oder depressive Störungen**
Ein negatives Selbstkonzept, also eine überwiegend negative Sicht der eigenen Person und des eigenen Handelns, oder eine Depression sind weitere häufige komorbide Erkrankung im Kindesalter.

**Angststörungen**
Bei unbehandeltem ADHS kann es wegen der ständigen sozialen Konflikte zu Angststörungen wie der sozialen Phobie kommen. Häufiges Versagen in Schule und Beruf kann zu der Entwicklung von Leistungsangst oder zu einer Anpassungsstörung beitragen.

**Beeinträchtigte Beziehungen**
Beziehungen zu Familienmitgliedern, zu Erziehern oder Lehrern und zu Gleichaltrigen können beeinträchtigt sein.

**Sprach- und Sprechstörungen**
Als Sprachstörung werden überwiegend motorische Störung bei der Lauterzeugung verstanden. Eine Sprechstörung gilt als zusammenfassende Kategorie von Störungen des Redeflusses wie Stottern oder Poltern. Zentrale Störungen der Sprechmotorik wie Dysarthrie und Stammeln.

**Zwangsstörungen**
Zwangsstörungen zeigen sich, indem sich bei den Patienten Gedanken und Handlungen aufdrängen, die zwar als quälend empfunden werden, aber dennoch umgesetzt werden müssen. Es besteht zumindest zeitweise Einsicht, dass die Zwangsgedanken oder -handlungen übertrieben sind. Durch die Störung ergeben sich deutliche Beeinträchtigungen des Alltagsleben oder Belastungen.

**Komorbidität im Erwachsenenalter [Bearbeiten]**

*Siehe auch: Aufmerksamkeitsdefizit-/Hyperaktivitätsstörung bei Erwachsenen*

- **Sucht**

Bei unbehandelten ADHS-Betroffenen ist die Gefahr, eine Sucht auszubilden, um ein Vielfaches größer als bei Nichtbetroffenen. Auf dem 9. Suchtmedizinischen Kongress 2000 in München stellte Michael Huss eine Studie vor, die besagt, dass behandelte Betroffene ein signifikant geringeres Suchtrisiko als unbehandelte haben. Das Suchtrisiko behandelter Betroffener entsprach dem einer Normalperson. Neurologen sehen den Grund für die erhöhte Suchtneigung ADHS-Betroffener darin, dass diese mit Drogen versuchen, eine Selbstmedikation durchzuführen. Alkohol, Nikotin und viele Drogen wirken auf den gestörten Dopaminhaushalt so, dass der Betroffene sich unter dem Einfluss dieser Stoffe ruhiger und leistungsfähiger fühlt. Da diese Stoffe schlecht kontrollierbare Nebenwirkungen haben und eine Abhängigkeit durch die Gewöhnung entwickelt werden kann, besitzen Personen mit ADHS ein hohes Suchtpotential.

.

### *Auswirkungen auf die Biographie [Bearbeiten]*

**Stärken durch ADS [Bearbeiten]**

Neben den negativen Symptomen haben ADS-Betroffene auch einige Stärken oder positive Eigenschaften. Diese wurden beispielsweise von Bernd Heßlinger aufgelistet und den Schwächen gegenübergestellt. In der Psychotherapie wird versucht, solche Stärken zu fördern.

Zu den häufigen Stärken von ADS-Betroffenen gehören

- Hypersensibilität, die sie Veränderungen sehr schnell erfassen lässt, was sich meist in einer besonderen Empathie und einem ausgeprägten Gerechtigkeitssinn äußert,
- Begeisterungsfähigkeit, die sich in besonderer Kreativität und Offenheit äußern kann,
- Impulsivität, die sie, richtig dosiert, zu interessanten Gesprächspartnern macht,
- der Hyperfokus, einem Flow-ähnlichen Zustand, der zu langem, ausdauerndem und konzentriertem Arbeiten an bestimmten Themen (aber

auch zum Tagträumen, zur Vernachlässigung der äußeren Realitäten oder zu sozial störender Perseveranz) führen kann.

Hyperaktivität kann auch zu besonderer Begeisterung am Leistungssport führen.

Alle diese Stärken sind ADS-Symptome, die sich Betroffene mit leichter bis mittlerer ADS und in Grenzen auch schwer Betroffene nutzbar machen können. Am ehesten gelingt das im Rahmen einer Verhaltenstherapie [oder auch anderer Therapieformen, nicht selten sogar besser…W. Laub].

Thom Hartmann hat in seinem Buch *Eine andere Art, die Welt zu sehen* die These aufgestellt, Betroffene seien aus genetischer Sicht die Nachfahren der steinzeitlichen Jäger und Sammler. Ihm zufolge ist die heutige moderne Gesellschaft eine Weiterentwicklung der Gesellschaft sesshaft gewordener Bauern. Um sich in dieser Gesellschaftsform leicht zurechtzufinden, benötigt man andere Voraussetzungen und Fähigkeiten als in einer von Jägern geprägten Gesellschaft. Dieser Unterschied zwingt Jäger dazu, sich mit ihren anderen Fähigkeiten und Voraussetzungen einer Bauern-Gesellschaft anzupassen. Wie ein Bauer zu leben, stellt für Jäger jedoch eine permanente potentielle Belastung dar. Daher stehen sie vor der Aufgabe, einen Weg zu finden, sich ihre Fähigkeiten trotz der ungünstigen gesellschaftlichen Rahmenbedingungen zum Vorteil machen zu können. Das Ziel ist, mehr Anerkennung für ihre besonderen Talente zu erlangen und weniger „anzuecken“.[54]

**ADS und Hochbegabung [Bearbeiten]**

Auch hochbegabte Kinder können von ADHS betroffen sein. Es bleibt allerdings unklar, ob die Störungen der Kinder primär von ADS/ADHS oder dem falschen Umgang mit ihrer Hochbegabung herrühren.[55]

*Siehe auch: Minderleister (Underachiever)*

### *Kontroversen um ADHS [Bearbeiten]*

Zwar ist ADHS schon lange bekannt, und es gibt viele Langzeitstudien zur Behandlung mit Methylphenidat sowie zur Auswirkung von unbehandeltem ADHS auf die Biographie der Betroffenen, aber die Durchbrüche in der Erforschung der Genese von ADHS und das Begreifen als neurobiologische Störung folgten erst seit Alan Zametkins PET-Studie von 1990. Der neurologische Wirkmechanismus ist, wie zum Beispiel bei Schizophrenie und anderen neurologisch bedingten psychischen Störungen, noch nicht vollständig entschlüsselt. Der aktuelle Forschungsstand ist außerhalb der Neurologie zudem nicht immer ausreichend bekannt, um Fehlinformationen und unsachlichen Argumenten vorzubeugen.

Außerdem werden häufig Ängste vor dem unter das Betäubungsmittelgesetz fallenden Methylphenidat und die vermeintliche Persönlichkeitsveränderung von ADHS-Betroffenen durch Medikation und Verhaltenstherapie aufgegriffen. Die daraus resultierende Verunsicherung von Eltern Betroffener und folgende Verweigerung einer medikamentösen Behandlung kann ein ADHS-Kind, sofern es medikationsbedürftig ist und ein Coaching offenkundig nicht ausreicht, den erweiterten Risiken von Sucht, Depression und gesellschaftlichem und sozialem Abstieg aussetzen.[56] [nun ja, das kann sein. Ebenso gibt es aber ja auch berechtigte Ängste, auch vor ja sehr häufigen Fehl-Diagnosen, Stigmatisierungen usw. Auch das muss ja sehr kritisch betrachtet werden mit zumindest gesunder Vorsicht! W.Laub]

### **ADHS als von der Pharmaindustrie gekaufte Diagnose [Bearbeiten]**

Im Zuge der Planungen für die Neuauflage des Diagnose-Handbuchs der American Psychiatric Association (engl.: Diagnostic and Statistical Manual of Mental Disorders oder abgekürzt: DSM) stellte sich heraus, dass mehr als die Hälfte der Autoren der ADHS-relevanten Kapitel Einkünfte von der Pharmaindustrie erhielten. Diese bestanden beispielsweise aus Vergütungen für Vorträge oder Wirksamkeitsstudien. Aus diesem Grund wurden die Autoren des 2012 erscheinenden DSM-V dazu verpflichtet, ihre Einkünfte offenzulegen. Diese dürfen während der Erstellung des neuen DSM-V nicht mehr als 10.000 US-Dollar pro Jahr betragen. Befürchtet wurde, dass durch die Gelder, die durch die Pharmaindustrie fließen, die Objektivität der Autoren beeinflusst wird. So bestünde beispielsweise bei ADHS die Möglichkeit, dass die Kategorien zu weit gefasst wurden, so dass praktisch jedes Kind unter die Diagnose falle.[57][58][59][60]

**ADHS als gesellschaftliches Konstrukt [Bearbeiten]**

Vertreter der Meinung, dass ADHS ein gesellschaftliches Konstrukt sei, sind der Ansicht, dass ADHS im Grunde zum normalen Spektrum des menschlichen Verhaltens gehöre. Sie lehnen die Einordnung der typischen Auffälligkeiten als Störung, ganz oder teilweise, ab oder interpretieren die Symptomatik als Folge der aktuellen Lebensumstände.

Begründet wird das unter anderem mit einer veränderten Kindheit, erhöhten Ansprüchen an Zweckmäßigkeit und reibungsloses Funktionieren, einem den Bedürfnissen der einzelnen Kinder nicht genügenden Schulsystem, abnehmender gesellschaftlicher Toleranz gegenüber den Ausprägungen kindlichen Verhaltens sowie einer Umwelt, die von Bewegungsarmut, Reizüberflutung, Leistungsdruck, Sinnentleerung und Vernachlässigung gekennzeichnet sei.

Daher wird die Etikettierung von Kindern als „krank“ und eine medikamentöse Behandlung als fehlerhaft und möglicherweise schädlich angesehen.[61]

**ADHS als Normvariante [Bearbeiten] (...)**

Ob ADS als Krankheit, Störung oder als Gabe angesehen werden muss, hängt hauptsächlich von den individuellen Defiziten, der sozialen Situation und der Intensität des Leidensdruckes ab(...).

Thom Hartmann beschreibt ADS auch als das „Edison-Gen“ und weist so darauf hin, dass geniale, sehr produktive Menschen wie Mozart, Edison,

Richard Wagner oder Albert Einstein genetisch durch ADS geprägt gewesen sein könnten.

### Abgrenzbarkeit der ADHS [Bearbeiten]

Kritiker gehen davon aus, dass es sich bei ADHS nicht um ein abgrenzbares und spezifisches Syndrom handelt, sondern um eine unspezifische Sammlung von Symptomen, wie sie ihrer Meinung nach auch bei anderen systemischen Erkrankungen, zum Beispiel aus dem rheumatoiden Formenkreis, zu finden seien. Auch zeigten viele psychogene Störungsbilder ähnliche Symptome. Sie nehmen an, dass die Probleme von ADHS-Betroffenen einen anderen Hintergrund haben und die Unterordnung unter eine gemeinsame Diagnose somit sehr willkürlich sei.

### Psychoanalytische Theorien [Bearbeiten]

Aus Sicht einiger Entwicklungspsychologen und Psychoanalytiker wird es für unwahrscheinlich gehalten, dass die entsprechenden Symptome auf einem angeborenen Stoffwechseldefekt basieren. Vielmehr müssten frühkindliche lebensgeschichtliche Faktoren als ursächlich angesehen werden.

ADHS steht mit einem veränderten Stoffwechsel im Gehirn in Verbindung. Dieser veränderte Stoffwechsel müsse jedoch keine ursächliche Erklärung für das Verhalten der Kinder darstellen. Ebenso gut könne man annehmen, dass sich das plastische menschliche Gehirn bei ADHS-Kindern so entwickelt hat, *weil* sie bestimmte Erfahrungen machten. Diese ebenfalls in der Psychologie vertretene These sieht den Grund des Verhaltens eher in den Erfahrungen des Kindes als in der Vererbung.

Aus tiefenpsychologischer Sicht sind die Eltern und Erzieher also integraler Bestandteil des Phänomens und die Störungen im Verhalten der Kinder nur Manifestationen der Verhaltensprobleme ihrer Bezugspersonen.

Ebenso wird hyperaktives Verhalten als Kompensation von Ängsten und Konflikten oder als manische Abwehr depressiver Ängste und der Selbst-Objekt-Abgrenzung verstanden.[62] [auch das alles ziemlich umstritten..W.Laub]

**Disease Mongering [Bearbeiten]**

Einige Kritiker bestreiten die Existenz von ADHS und bezeichnen die Störung als Modekrankheit, welche von der Pharmaindustrie und den mit ihr kooperierenden Neurologen und Psychiatern nur konstruiert wurde, um neue Medikamentenabhängigkeiten und Absatzmärkte zu schaffen *(Disease Mongering)*.

**Indigo-Kinder [Bearbeiten]**

Nach einer in der Esoterik-Szene verbreiteten These der angeblich übersinnlich begabten Amerikanerin Nancy Ann Tappe würde seit den 1970er Jahren eine Generation von sogenannten Indigo-Kindern geboren werden. Diese Kinder seien sowohl mit schwierigen Persönlichkeitsmerkmalen als auch mit besonderen spirituellen Fähigkeiten ausgestattet. Die medizinische Kategorisierung der Verhaltensauffälligkeit als ADHS wird abgelehnt; stattdessen werden die Kinder als Vorboten und Vollbringer einer neuen und besseren Welt gesehen. Die Theologen Andreas Fincke und Matthias Pöhlmann stehen dem Konzept der Indigo-Kinder, das in der Ratgeberliteratur für Eltern vielfach verbreitet wird, kritisch gegenüber und sehen in ihm einen „Inbegriff einer fortschrittsoptimistisch gestimmten Heils- und Zukunftshoffnung", die jedoch in der Gefahr stehe, den betroffenen Kindern medizinische Hilfe vorzuenthalten.[63] [auch das alles sicher sehr umstritten..Selbst wenn dem so sein sollte bräuchten Betroffene aber sicher auch Hilfe um in einer heute noch ziemlich unguten

Gegenwart überleben zu können, da sie dort auch viel zu erleiden haben... Zumal wenn wirklich fast verzweifeln lassen kann, was alles Positives in der Welt nicht genutzt wird an Ressourcen, oft nur weil Interessen bzw. Profite weniger Menschen, Vorurteile usw. dem gegenüberstehen... W.Laub]

### *Verbände, Selbsthilfegruppen [Bearbeiten]*

Es gibt einen ADHS Deutschland e. V. (Berlin). Er beschreibt sich als „gemeinnütziger Selbsthilfeverein mit ehrenamtlich arbeitenden Mitgliedern auf Bundes-, Landes- und örtlicher Ebene", und er „ist in über 250 Selbsthilfegruppen und einem Telefonberaternetz bundesweit tätig".[64]

Die Bundesregierung fördert www.zentrales-adhs-netz.de – „für Betroffene, Angehörige, Bezugspersonen, Ärzte".[65]

### *Literatur [Bearbeiten]*


- Manfred Döpfner: *Hyperkinetische Störungen.* In: Franz Petermann (Hrsg.): *Lehrbuch der Klinischen Kinderpsychologie.* 6., vollständig überarbeitete Auflage. Hogrefe, Göttingen 2002, ISBN 3-8017-2157-4, S. 152–179.
- Franz-Josef Hücker: *Aufmerksamkeitsdefizitsyndrom: Forschung und Perspektive.* In: *Psychotherapie Forum.* Vol. 13, Nr. 2, 2005 (Springer Wien), S. 41–46.
- Johanna Krause, Klaus-Henning Krause: *ADHS im Erwachsenenalter. Die Aufmerksamkeitsde-fizit-/Hyperaktivitätsstörung bei Erwachsenen.* 3. vollst. akt. und erw. Aufl. Schattauer, Stuttgart 2009, ISBN 978-3-7945-2533-1.

- Gerhard W. Lauth, Hanna Raven: *Aufmerksamkeitsdefizit/Hyperaktivitätsstörungen (ADHS) im Erwachsenenalter. Ein Review.* Psychotherapeutenjournal 1/2009, S. 17–30 (PDF).
- Marianne Leuzinger-Bohleber, Yvonne Brandl, Gerald Hüther (Hrsg.): *ADHS – Frühprävention statt Medikalisierung. Theorie, Forschung, Kontroversen. Schriften des Sigmund-Freud-Institutes Bd. 4.* Vandenhoek & Ruprecht, Göttingen 2006, ISBN 3-525-45178-4.
- Martin D. Ohlmeier, Mandy Roy (Hrsg.): *ADHS bei Erwachsenen – ein Leben in Extremen. Ein Praxisbuch für Therapeuten und Betroffene.* 1. Auflage. W. Kohlhammer, Stuttgart 2012, ISBN 978-3-17-021068-4.
- Paul H. Wender: *Aufmerksamkeits- und Aktivitätsstörungen bei Kindern, Jugendlichen und Erwachsenen.* Ein Ratgeber für Betroffene und Helfer [Mit einem Vorwort von Götz-Erik Trott], (Originaltitel: *ADHD: Attention Deficit Hyperactivity Disorder in Children and Adults* übersetzt von Frank Badura). Kohlhammer, Stuttgart 2002, ISBN 3-17-017097-X.

***Weblinks [Bearbeiten]***

- *Stellungnahme zur „Aufmerksamkeitsdefizit-/Hyperaktivitätsstörung (ADHS)"* der Bundesärztekammer vom 26. August 2005
- *Leitlinie Hyperkinetische Störungen (F90)* der Deutschen Gesellschaft für Kinder- und Jugendpsychiatrie, Psychosomatik und Psychotherapie (DGKJP)
- *ADHS bei Kindern und Jugendlichen* (PDF) – Leitlinie der *Arbeitsgemeinschaft ADHS der Kinder- und Jugendärzte e. V.* zur Diagnostik und Therapie bei ADHS von Januar 2007
- Umfangreiche Literatursammlung der *Bundesarbeitsgemeinschaft zur Förderung der Kinder, Jugendlichen und Erwachsenen mit Teilleistungs-/Wahrnehmungsstörungen e. V.*
- ADHS-Deutschland e. V. – Homepage des größten deutschen Selbsthilfeverbandes
- ADHD-europe – Homepage des europaweiten Selbsthilfe Verbundes

***Einzelnachweise [Bearbeiten]***


1. ↑ Piero Rossi, *ADHS*, ISBN 978-3-033-02962-0
2. ↑ [a] [b] [c] [d] [e] G. W. Lauth, P. F. Schlottke: *Training mit aufmerksamkeitsgestörten Kindern.* Beltz, Weinheim 2002.
3. ↑ [a] [b] [c] [d] Silvia Schneider und Jürgen Margraf (2009): Lehrbuch der Verhaltenstherapie: Störungen im Kindes- und Jugendalter. Heidelberg: Springer Medizin Verlag. S.412-28.
4. ↑ Johanna Krause, Klaus-Henning Krause: *ADHS im Erwachsenenalter.*[...]2009,ISBN 978-3-7945-2533-1,S.62 f.
5. ↑ Georg Keller, Marie-Therese Zierau: *Hilfe bei AD(H)S.* Knaur, 2004, Seite 10 ff.
6. ↑ *Vorbereitung der Erhebung und Auswertung zur Prävalenz des Aufmerksamkeits-Defizit-Hyperaktivitäts-Syndroms (ADHS) in Deutschland im Rahmen des Kinder- und Jugend-Surveys des Robert-Koch-Instituts* (PDF). Abgerufen am 6. Januar 2011.
7. ↑ B. Brühl, M. Döpfner, G. Lehmkuhl: *Der Fremdbeurteilungsbogen für hyperkinetische Störungen (FBB-HKS) – Prävalenz hyperkinetischer Störungen im Elternurteil und psychometrische Kriterien.* In: *Kindheit und Entwicklung.* 9 (2000), S. 115–125.
8. ↑ A. Baumgaertel, M. Wolraich, M. Dietrich: *Comparison of diagnostic criteria for attention deficit disorder in a German elementary school sample.* In: *Journal of the American Academy of Child and Adolescent Psychiatry.* 34 (1995), S. 629–638.
9. ↑ G. Bush, EM. Valera, LJ. Seidman: „Functional neuroimaging of attention-deficit/hyperactivity disorder: a review and suggested future directions". In: *Biol Psychiatry.* 2005 Jun 1;57 (11): 1273–84. PMID 15949999.
10. ↑ Stellungnahme zur Aufmerksamkeitsdefizit-/Hyperaktivitätsstörung (ADHS) der Bundesärztekammer Kap 4.1
11. ↑ „Tabakqualm macht Kinder hyperaktiv". 3. Dezember 2009. In: *sueddeutsche.de*, abgerufen am 26. Januar 2010.
12. ↑ „Prenatal and Postnatal Tobacco Exposure and Behavioral Problems in 10-Year-Old Children". 1. Dezember 2009. In: *Environmental Health Perspectives*. abgerufen am 26. Januar 2010

13. ↑ *Confirmation and extension of association of blood lead with attention-deficit/hyperactivity disorder (ADHD) and ADHD symptom domains at population-typical exposure levels*. ncbi.nlm.nih.gov. Abgerufen am 6. Januar 2011.
14. ↑ *Low blood lead levels associated with clinically diagnosed attention-deficit/hyperactivity disorder and mediated by weak cognitive control*. ncbi.nlm.nih.gov. Abgerufen am 6. Januar 2011.
15. ↑ *Case-control study of blood lead levels and attention deficit hyperactivity disorder in Chinese children*. ncbi.nlm.nih.gov. Abgerufen am 6. Januar 2011.
16. ↑ „Schwangere Frauen sollten große Mengen Lakritze meiden". 18. Oktober 2009. In: *American Journal of Epidemiology/Associated Press*, abgerufen am 26. Januar 2010.
17. ↑ *Stellungnahme zur 'Aufmerksamkeitsdefizit- / Hyperaktivitätsstörung (ADHS)' - Langfassung*. Bundesaerztekammer.de. Abgerufen am 6. Januar 2011.
18. ↑ M. Döpfner, G. Lehmkuhl, H.-C. Steinhausen: *Kinder-Diagnostik-System (KIDS), Band 1: Aufmerksamkeitsdefizit- und Hyperaktivitätsstörungen (ADHS)*. Hohgrefe, Göttingen 2006.
19. ↑ D.-H.Liebscher, K.Baerlocher, H.-G.Classen, U.C.Liebscher, G.-W.Ratzmann, W.Vierling, A.Weigert und K.Kisters: „Nieren- und Hochdruckkrankheiten" – 40/3 (Mai 2011), Magnesiummangel und -therapie bei ADHS, S. 123–128.
20. ↑ RHONDA MARTINUSSEN, JILL HAYDEN, SHEILAH HOGG-JOHNSON, ROSEMARY TANNOCK,: A Meta-Analysis of Working Memory Impairments in Children With Attention-Deficit/Hyperactivity Disorder. Journal of the American Academy of Child and Adolescent Psychiatry Volume 44 4, 377-384 (April 2005) Abstract
21. ↑ J. Krause, K.-H. Krause: *ADHS im Erwachsenenalter*. Schattauer, Stuttgart 2009. S. 3.
22. ↑ Stellungnahme zur 'Aufmerksamkeitsdefizit- / Hyperaktivitätsstörung (ADHS)' - Langfassung -
23. ↑ [a] [b] [c] Dt.Ges.f. Kinder- und Jugendpsychiatrie und Psychotherapie u. a. (Hrsg.): *Leitlinien zur Diagnostik und Therapie von psychischen*

*Störungen im Säuglings-, Kindes- und Jugendalter.* 2. überarbeitete Auflage. Deutscher Ärzte Verlag, 2003, ISBN 3-7691-0421-8.

24. ↑ arznei-telegramm Nr. 4/2005, S. 34
25. ↑ Frank Häßler, Markus Kösters, Annette Streeck-Fischer, Jörg M. Fegert: *Hyperkinetische Störungen.* In: Jörg M. Fegert, Annette Streeck-Fischer, Harald J. Freyberger (Hrsg.): *Adoleszenzpsychiatrie. Psychiatrie und Psychotherapie der Adoleszenz und des jungen Erwachsenenalters.* Schatthauer, Stuttgart/New York 2009, ISBN 978-3-7945-2454-9, S. 531.
26. ↑ Diät gegen ADHS - Nahrungsumstellung hilft bei | Forschung Aktuell | Deutschlandfunk
27. ↑ *Leitlinie der AGADHS zur Diagnostik und Therapie bei ADHS* (PDF). Abgerufen am 6. Januar 2011.
28. ↑ *Änderungen des Betäubungsmittelrechts: BTM-Pflicht ab 1. Januar 2013 für flüssige Tilidin-haltige Fertigarzneimittel, Änderung von Höchstmengen ab 26. Juli 2012.* Kassenärztliche Vereinigung Sachsen, 17. September 2012, abgerufen am 5. Dezember 2012; vgl. auch *Gebrauchsinformation Medikinet adult*.
29. ↑ Fachinformation des Arzneimittel-Kompendiums der Schweiz: Ritalin®/- SR/- LA; Stand der Informationen: Juli 2006
30. ↑ Attentin® — MEDICE
31. ↑ Rote-Hand-Brief vom 29. September 2005: *zum erhöhten Suizidrisiko unter Atomoxetin.* (pdf)
32. ↑ psychoneuro 2006; 32, S. 296–297.
33. ↑ Neue Aspekte in der Pharmakotherapie von ADHS im Kindes- und Jugendalter (PDF-Datei), Dr. med. Peter Weber, Universitäts-Kinderspital beider Basel
34. ↑ *Mirtazapin – Stellenwert in der Depressionsbehandlung* (PDF). Abgerufen am 6. Januar 2011.
35. ↑ Web4Health: Stimulanzien und die Pille bei Frauen
36. ↑ ADD-Online: *FAQ – Fragen und Antworten zu ADHS bei Erwachsenen.* – Unterpunkt: Welche anderen Medikamente werden bei der ADHS verordnet?
37. ↑ Doris Ryffel-Rawak: *ADHS bei Frauen – den Gefühlen ausgeliefert.* Huber, Bern 2004, ISBN 3-456-84121-3.

38. ↥ M. Döpfner (Autor), S. Schürmann, J. Frölich: *Therapieprogramm für Kinder mit hyperkinetischem und oppositionellem Problemverhalten THOP.* 4. Auflage. Belz, Weinheim 2007.
39. ↥ Adelheid Margarete Staufenberg: *Zur Psychoanalyse der ADHS. Manual und Katamnese.* Brandes & Apsel Verlag, Frankfurt am Main 2011.
40. ↥ Leitlinien der Deutschen Gesellschaft für Sozialpädiatrie und Jugendmedizin via archive.org
41. ↥ *Empfehlungen zum Förderschwerpunkt emotionale und soziale Entwicklung der Ständigen Konferenz der Kultusminister der Länder in der Bundesrepublik Deutschland* (PDF). Archiviert vom Original am 28. August 2008. Abgerufen am 6. Januar 2011.
42. ↥ N. Sinn, J. Bryan: *Effect of supplementation with polyunsaturated fatty acids and micronutrients on learning and behavior problems associated with child ADHD.* In: *Journal of developmental and behavioral pediatrics.* JDBP 28 (2) 2007, doi:10.1097/01.DBP.0000267558.88457.a5. PMID 17435458, S. 82–91. Abgerufen am 30. Juli 2007.
43. ↥ Alexandra J. Richardson, Paul Montgomery: *The Oxford-Durham Study: A Randomized, Controlled Trial of Dietary Supplementation With Fatty Acids in Children With Developmental Coordination Disorder.* In: *PEDIATRICS.* Vol. 115 No. 5 May 2005, S. 1360–1366 (doi:10.1542/peds.2004–2164)
44. ↥ Frank Häßler, Alexander Dück, Olaf Reis und Johannes Buchmann Psychopharmakotherapie - 2007/14, "Alternative" pharmakologische Therapien bei ADHS, S. 229–236.
45. ↥ Pifl C, Wolf A, Rebernik P, Reither H, Berger ML: *Zinc regulates the dopamine transporter in a membrane potential and chloride dependent manner.* Neuropharmacology. 2009 Feb;56(2):531-40. Epub 2008 Oct 26.
46. ↥ Lene Norregaard, Dorte Frederiksen, Elsebet Ø. Nielsen and Ulrik Gether: *http://www.ncbi.nlm.nih.gov/pmc/articles/PMC1170760/pdf/004266.pdf* *Delineation of an endogenous zinc-binding site in the human dopamine transporter.* In: *The EMBO Journal.* Vol.17 No.15, 1998, S. 4266–4273.

47. ↥ Frölich J, Döpfner M: *Die Behandlung von Aufmerksamkeitsdefizit-/Hyperaktivitätsstörungen mit mehrfach ungesättigten Fettsäuren – eine wirksame Behandlungsoption?.* In: *Zeitschrift für Kinder- und Jugendpsychiatrie und Psychotherapie.* 36, Nr. 2, März 2008, S. 109–16. doi:10.1024/1422-4917.36.2.109. PMID 18622940.
48. ↥ V.J. Monastra, J.F. Lubar, M. Linden, P. VanDeusen, G. Green, W. Wing, A. Phillips, T.N. Fenger: *Assessing attention deficit hyperactivity disorder via quantitative electroencephalography: An initial validation study.* In: *Neuropsychology.* 1999;13(3), S. 424–433.
49. ↥ Vincent J. Monastra, Steven Lynn, Michael Linden, Joel F. Lubar, John Gruzelier, Theodore J. LaVaque: *Electroencephalographic Biofeedback in the Treatment of Attention-Deficit/Hyperactivity Disorder.* (PDF) In: *Applied Psychophysiology and Biofeedback.* 30, Nr. 2, Juni 2005, S. 95-114. doi:10.1007/s10484-005-4305-x. PMID 16013783.
50. ↥ Martijn Arns, Sabine de Ridder, Ute Strehl, Marinus Breteler and Anton Coenen:Efficacy of Neurofeedback Treatment in ADHD: the Effects on Inattention, Impulsivity and Hyperactivity: a Meta-Analysis (PDF), *Journal of Clinical EEG & Neuroscience*, July, 2009.
51. ↥ J. Jacobs: *Homeopathy for attention-deficit/hyperactivity disorder: a pilot randomized-controlled trial.* In: *The Journal of Alternative and Complementary Medicine.* 11 (5) 2005, S. 799–806.(PDF; 100 kB)
52. ↥ H. Frei: *Homeopathic treatment of children with attention deficit hyperactivity disorder: a randomised, double blind, placebo controlled crossover trial.* In: *European Journal of Pediatrics.* 164 (12) 2005, S. 758–767.
53. ↥ Bundesinstitut für gesundheitlichen Verbraucherschutz und Veterinärmedizin: *AFA Algen und AFA Algenprodukte.* Stellungnahme des BgVV 2001.
54. ↥ Zu dieser evolutionären Perspektive siehe auch: J. F. Shelley-Tremblay, L. A. Rosén: *Attention Deficit Hyperactivity Disorder. An Evolutionary Perspective.* In: *Journal of Genetic Psychology* 157 (4), 1996, S. 443–453.
55. ↥ K. M. Antshel, S. V. Faraone, K. Stallone, A. Nave, F. A. Kaufmann, A. Doyle, R. Fried, L. Seidman, J. Biederman: *Is attention deficit hyperactivity disorder a valid diagnosis in the presence of high IQ?*

*Results from the MGH Longitudinal Family Studies of ADHD.* In: *J Child Psychol Psychiatry.* 48 (2007), PMID 17593149, S. 687–694.

56. ↥ A. Rothenberger: *Aufmerksamkeitsdefizit-Hyperaktivitätsstörung (ADHS)und Stimulantien. Nur evidenzbasierte Sachlichkeit ist hilfreich.* (PDF; 15 KB)
57. ↥ aerzteblatt.de: Psychiatrie: Häufige Interessenkonflikte der DSM-V-Autoren von Mittwoch, 7. Mai 2008. Zuletzt aufgerufen am 20. Juni 2011
58. ↥ Mitteilung 08 28 der APA vom 1. Mai 2008. Zuletzt aufgerufen am 20. Juni 2011
59. ↥ Center for Science in the Public Interest: Integrity in Science Watch. Vom 5. Mai 2008. Zuletzt aufgerufen am 20. Juni 2011
60. ↥ The New York Times: Psychiatry Handbook Linked to Drug Industry. Vom 6. Mai 2008 Zuletzt aufgerufen am 20. Juni 2011
61. ↥ S. Timini, E.Taylor: *ADHD is best understood as a cultural construct.* In: *The British Journal of Psychiatry.* 184, 2004, PMID 14702221, S. 8–9.
62. ↥ *Psychische Störungen in Kindheit und Jugend – Symptome – Psychodynamik – Fallbeispiele – psychoanalytische Therapie.* Kohlhammer, Stuttgart 2004.
63. ↥ Eintrag *Indigo-Kinder.* In: Andreas Fincke, Matthias Pöhlmann: *Kompass Sekten und religiöse Weltanschauungen. Ein Lexikon.* Gütersloher Verlagshaus, Gütersloh 2004, S. 105.
64. ↥ www.adhs-deutschland.de
65. ↥ www.zentrales-adhs-netz.de/ „Das zentrale adhs-netz ist ein bundesweites Netzwerk zur Verbesserung der Versorgung von Kindern, Jugendlichen und Erwachsenen mit ADHS. Das Netzwerk richtet sich sowohl an Experten als auch an Betroffene, ihre Angehörigen und Bezugspersonen. Es informiert außerdem die Öffentlichkeit über ADHS.“

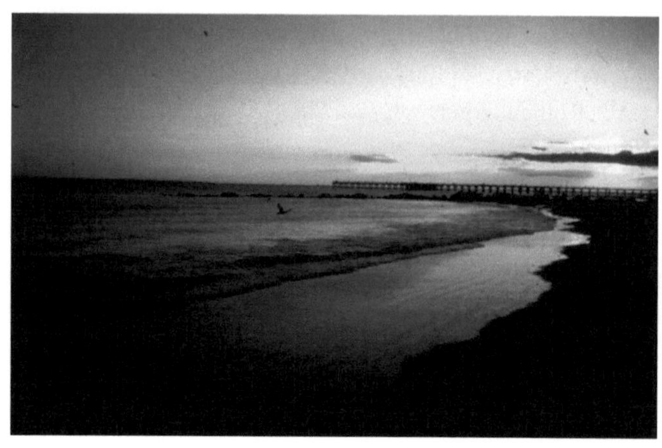

## IX. "Last, not least: Sei was du bist – und das ist auch gut so"!

Wie gesagt besteht natürlich für *jeden* Menschen, gerade auch Arzt, Pädagogen und Therapeuten, ständig die Notwendigkeit zu Fortbildung, Weiterbildung, eben „lebenslangem Lernen". Das ist ja kein Zeichen von Schwäche oder Krankheit- sondern einfach menschlich. Auch positiv- wenn man sich weiter entwickeln, seine Potenziale soweit nötig bzw. gewollt weiter oder besser nutzen bzw. entwickeln kann. Auch eine schöne Erfahrung.

Und Menschen, die andere unschön behandeln, schlechte Politik machen und dergleichen (siehe oben) sollten natürlich an sich arbeiten!

Aber ansonsten sollte man Menschen eben auch wirklich „jeder nach seiner Facon" glücklich werden lassen- bzw. sein lassen, dabei unterstützen. Zumal Glück ja in der Tat meistens

„Selbstgenügsamkeit“ ist, wie es Aristoteles ausdrückte. Oft geht es einfach nur darum, Menschen ihre individuellen Träume, Vorlieben usw. einfach zu lassen! Warum denn auch nicht, wenn keinem damit geschadet wird?

Bis 1975 wäre aber ein Herr Wowereit ja noch bei einem Therapeuten gelandet bzw. hätte sich strafbar gemacht mit seinem öffentlichen Bekenntnis „ich bin schwul – und das ist auch gut so!“. Und sicher nicht, wie heute, damit Bürgermeister der deutschen Hauptstadt geblieben… Und mit solch einem öffentlichem Bekenntnis sicher auch viel mehr Homosexuellen geholfen als alle Therapeuten (alleine).
Und auch das Beispiel Einsteins, auch mit seiner herausgestreckten Zunge (vielleicht ja auch wirklich etwas mit der Botschaft „ich hab ADHS- na und“ –bzw. „ich bin auch gut so“) sollte wirklich ähnlich zu denken geben bzw. hilfreich sein. Auch wenn es weniger Prominente mit Vielem natürlich auch schwerer haben, da *auch noch mehr Hilfe brauchen*. Auch von Politikern, Promis, Ärzten, Therapeuten, Pädagogen und aber auch Verwandten, Bekannten, Freunden usw., die den Rücken stärken, was auch jeder Mensch immer wieder braucht. Und, gerade, tollste, schlaue Menschen können, gerade auch in Deutschland, aber ja auch „A(D)HS“ bescheinigt bekommen (und schlauer zu sein als z. B. „unsere“ Politiker bzw. Verantwortlichen, nicht nur z. B. für Hauptstadt-Flughäfen, ist oft doch nicht allzu schwer. Zumindest hätte das so wohl auch fast jeder „A(D)HSler“ hinbekommen). Und alleine schon wegen „nur“ dieser „Bescheinigung“, Abstempelung, Stigmatisierung auch Hilfe, auch professionelle therapeutische und ärztliche, gebrauchen können! Aber einigen Menschen halfen auch schon alleine -bzw. vielen Menschen begleitend zu, bzw. durch, therap. Hilfe vermittelt- solche Einsichten (auch im Rahmen z. B. sogenannter „kognitiver Verhaltenstherapie“, wo man auch stark mit solchen „Einsichten“ arbeitet). Wo es letztlich auch darum geht, was so schön eben auch ausgedrückt wird in „I am what I am“ von Gloria Gaynor, frei übersetzt (Auszug): “Ich bin was ich bin!
Ich bin was ich bin. Ich bin meine eigene, spezielle Kreation.
Deshalb komm und schau mich an, gib mir Halt oder Applaus. Es ist meine Welt - das ist es auf das was ich stolz sein möchte, meine Welt -

und kein Ort, an dem ich mich verstecken muss. Das Leben ist nichts, einen Dreck, wert, bis du sagen kannst: Ich bin was ich bin!
Ich bin was ich bin. Ich möchte kein Lob, ich möchte kein Mitleid. Ich schlage meine eigene Trommel. Manche sagen es ist Lärm, ich denke es ist hübsch. Und - ja, und wenn ich jedes Sprühen und jedes Knallen liebe, warum sollte man nicht versuchen, die Dinge aus einer anderen Sicht zu sehen?
Dein Leben ist eine Täuschung, bis du ausrufen kannst: Ich bin was ich bin! Ich bin was ich bin und was ich bin braucht keine Entschuldigungen. Ich kümmere mich um meine Angelegenheiten. Manchmal bin ich das As, manchmal der Teufel. Es ist ein Leben und es gibt kein zurück und kein Konto. Ein Leben - deshalb ist es Zeit aus sich heraus zu gehen, sich zu öffnen. Das Leben ist nichts (einen Dreck) wert, bis Du sagen kannst: "Ich bin was ich bin" ...Ich bin, ich bin, ich bin... nützlich! Ich bin, ich bin ... wahr. Ich bin, ich bin ... jemand. Ich bin gut und neu - ja. Ich bin was ich bin!!!"

Aber heute sieht man selbst in Medien ja noch „Super-Ratgeber" (–bzw. Nannys, erst nach Jahren auch auf Kritik z. B. des Kinderschutzbundes abgesetzt) mit menschl. Natur, Bedürfnisse usw. kaum – bzw. sehr *miss*-achtend… Ebenso wie bei sehr vielen „Eltern- Fahrschulen",-Kursen usw. Wo oft noch eher Probleme erst geschaffen statt gelöst werden… Der pädagogische bzw. teilweise auch therapeutische „Markt" ist leider ja auch noch viel zu wenig kontrolliert, gibt es auch unzählige schwarze Schafe…).
Aber ja, selbst wenn man krank, „behindert" oder dergleichen wäre (und nicht „nur" dazu gemacht wird)- man ist etwas wert, nützlich… Man wird auch, egal wie man ist, immer einigen Menschen gefallen und anderen nicht… Und ja, „warum sollte man nicht versuchen, die Dinge aus einer anderen Sicht zu sehen" – gerade auch bei A(D)HS. Wie es ja z. B. auch O. Bierhoff nun in seiner Biografie beschreibt, schon im Titel: Man muss nicht immer der Stärkste, Schnellste usw. sein, nur sich bzw. seine Fähigkeiten und Stärken richtig einsetzen bzw. fördern (lassen), „richtig stehn" (das ersetzt auch viel laufen bzw. Schnelligkeit). Zumal, vgl. die o. g. Beispiele, so mancherlei „Sprühen und jedes Knallen" von

einigen Menschen als „krankhaft“ beurteilt – bzw. verurteilt- wird und von anderen oft als Kunst, Positives. Bzw. zumindest nichts Negatives, Schlimmes… Vielleicht auch einfach Vorübergehendes bzw. nur logische Folge einer starken Ausnahme-bzw. Belastungssituation (auch wenn das natürlich auch Unterstützung bedarf, auch z. B. „nur“ starke Verliebtheit bzw. Liebeskummer- was die meisten Menschen sehr „durch den Wind“ sein lässt, unkonzentriert oder „depressiv“ usw.; ebenso wie natürlich z. B. die Pubertät, Vieles in der Schule, Kita, Ausbildung, Beruf und sonst im Leben). Solche Einsichten, Überlegungen können wirklich sogar Leben retten. Auch mehr Stolz auf sich bzw. seine Familie… (zumal das „ich kümmere mich um meine Angelegenheiten“ auch viele andere Menschen sich lieber auch mehr sagen sollten, statt Mitmenschen schlecht(er) zu machen… Wie gesagt: „Wer werfe den ersten Stein?“. Leider wirklich gerade die, die s gerade nötig haben tun das auch noch- die auch vielleicht einfach zu dumm sind, intellektuell oder charakterlich, manchmal vielleicht auch wirklich intellektuell, um ihre eigenen (!) Schwächen, Fehlbarkeiten mehr zu sehen können, wollen…).

Ich weiß von vielen Menschen- z. B. Homosexuellen, „Behinderten“ aber auch (anderen) Opfern von z. B. auch Mobbing bzw. Burn-out und A(D)HS, Diskriminierungen usw., dass dieses Lied bzw. Einsicht (mit) ihr Leben gerettet, sie vor Suizid gerettet hat! Zumindest begleitend zu fachmännischer Hilfe (oder zumindest Zuspruch von anderen Menschen über seine guten Seiten, trotz aller Fehler und „Macken“, die ja wirklich jeder Mensch hat ... ).

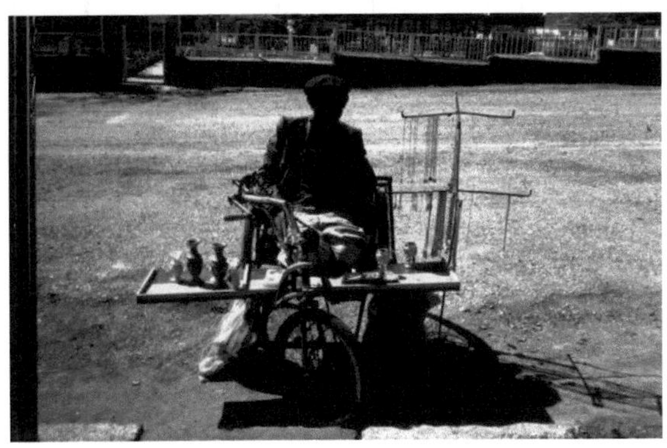

Und das Thema Suizid – Hilfreiches dazu, vorbeugend, ist auch z. B. bei Bronisch zu finden oder in der Anlage- spielt ja gerade auch in Deutschland eine besonders große Rolle – sicher nicht zuletzt auch wegen viel zu hohem Druck schon von Kindheit an bzw. auch zu wenig Schutz davor (und Mobbing und dergleichen).

Obwohl es ja gerade hier besonderen Schutz bedürfte, auch da Herkunft hier ja so eine besonders fatale Rolle spielt- was natürlich auch Ursache für besonders häufige Benachteiligungen, Diskriminierungen, Mobbing usw. und Burn-out sein kann. Und eben auch von (vermeintlichem) A(D)HS, weil Menschen nicht genug gefördert bzw. geschützt werden in Schulen usw. Nicht von ungefähr sind aber, wohl auch deshalb, schon deutsche Schüler im Vergleich zu denen in anderen europäischen Ländern häufiger depressiv, weisen auch häufiger Suizidgedanken oder -Versuche auf, zeigen auch vermehrt selbstverletzendes Verhalten. Wie nun z. B. auch kürzlich veröffentlichte erste vergleichende Daten der europaweiten Studie „Saving and empowering young lives in Europe (SEYLE)" zeigen.

Jeder – sage und schreibe - dritte (!) Einwohner in Deutschland hat sich nach offiziellen Umfragen auch bereits wegen eines der im „Antidiskriminierungs-Gesetz“ genannten Merkmale diskriminiert gefühlt (und dieses Gesetz umfasst sicher noch nicht einmal alle tatsächlich vorhandenen und weiterhin möglichen Diskriminierungen, Stigmatisierungen usw., die noch mehr Menschen betreffen, auch z. B. als „A(D)HSler“). Und das trotz der Mahnungen der deutschen Geschichte, Hitler und Konsorten… bis hin zu Rassen-Hetze… Hinzu kommt auch demnach, dass Menschen häufig nicht „nur“ aufgrund eines dieser Merkmale benachteiligt werden, sondern sogar wegen kombinierter Merkmale- z. B. „jung und weiblich", "älter und behindert" oder "ausländisch und muslimisch“. Dazu kommen weitere Stigmatisierungen, Vorurteile, ...

Schon 1997 ergab z. B. auch eine durchgeführte Analyse für die Europ. Union zur Entwicklung der Jugendgewalt (und Erkenntnisse von Untersuchungen europäischer, auch deutscher, kriminolog. Forschungsinstitute) eine zentrale Schlussfolgerung: „Die Zunahme der Jugendgewalt steht in engem Zusammenhang damit, dass unsere

Gesellschaft immer mehr zu einer winner-loser -Kultur wird. Vor allem junge Migranten geraten dabei in ein soziales Abseits". So sind demnach auch z. B. die Eltern von Migranten doppelt so oft von Arbeitslosigkeit betroffen bzw. beziehen Sozialhilfe und dergleichen ... Je weniger privilegiert eine Gruppe ist (bezüglich Schulbildung, Zukunftsaussichten u.a.) umso höher das Jugendgewaltrisiko- und am geringsten privilegiert sind sozial Schwache, vor allem Migranten... Wie ja auch PISA-Studien dann belegten haben also weniger privilegierte „Schichten", Menschen bestimmter Herkunft in Deutschland weniger Chancen. *Das* (!) führt – bei solchen Deutschen und „Ausländern" – zu Kriminalität (und wohl auch teilweise Aggressivität, Unruhe, Gereiztheit usw.). Da die meisten „Ausländer" i. d. R. noch weniger Chancen haben werden sie auch noch (etwas) krimineller (wie z. B. auch eindrücklich, auch mit den Gesichtern hinter diesen Geschichten, bei M. Gür „warum sind sie kriminell geworden" zu lesen). Das hat ja aber natürlich nichts mit „genetischen" oder kulturellen Besonderheiten, Schwächen zu tun. Sondern o. g. strukturelle bzw. gesellschaftlichen, politischen Ursachen! Oder waren doch früher die Juden schlechte Menschen – und nicht auch die Bedingungen, Umstände und (Juden-) Gesetze, Normen, Ansichten bis 1945? Dass aus denen „auch nicht so viel wurde". Bzw. die dann natürlich auch depressiv bzw. aggressiv (gegen ihre Peiniger). Waren die auch nicht integrationswillig? Natürlich ist das nicht das Gleiche. Man muss das aber wirklich so krass ansprechen um zu verdeutlichen, wohin solch ein Irrsinn führen kann, selbst schon unterschwellig natürlich Menschen demütigen, verletzen kann! Auch wenn heute eventuell mehr „ausländische" Menschen bzw. ärmere (bzw. deren Kinder) „A(D)HS" bekommen hat das ja sicher, zumindest primär, solche- und nicht etwa „genetische" oder kulturelle/"Rassen"-Ursachen! (ebenso wenn aus denen eventuell nicht „mehr wird" – wie denn, wenn Herkunft, auch soziale, z. B. aus „nur" Arbeiter- und Angestelltenfamilien oder von „nur" Arbeitslosen"- so entscheidend ist in Deutschland?). Natürlich kann Menschen, Kinder, Jugendliche auch unruhig machen, wenn sie über Jahre hinweg in der Schule büffeln sollen mit der nicht unwahrscheinlichen Perspektive von nur ALG2 oder dergleichen. Wozu sich dann Jahre lang anstrengen, konzentrieren? Ja, sicher, die Hoffnung stirbt zuletzt, es lohnt sich immer irgendwie, man sollte nie aufgeben,... Aber alles ja leichter gesagt als getan! Auch durch strukturelle, auch viel zu unmenschliche Gebäude, Abläufe in Schulen, Kitas, Betrieben usw. Wo – natürlich- sehr viele Menschen nicht „funktionieren". Das würden ja auch selbst Präsidenten (-Kinder) nicht, wenn sie auf „gemeine", Volks-Schulen bzw. Kitas, Unis usw. müssten. Alleine die Kita für Bundestags-Abgeordnete in Berlin ist aber extrem viel besser ausgestattet als eine „normale"...

Und diese Strukturen erhalten eben auch die Macht bestimmter sozialer Gruppen. Natürlich gibt es offiziell heute nicht mehr etwa Feudalismus, Könige und Fürsten usw. in Deutschland (an der Macht). Aber wenn z. B. ein Jura-Studium gerade auch in Deutschland zumindest am Ende -eines auch besonders langem Studiums- kaum ohne große finanzielle Mittel zu schaffen ist durch dann nötige „Repertorien" und dergleichen ... Können eben auch nur überwiegend „upper-class-Kinder" z. B. Richter werden bzw. Gesetze oder Karriere als Politiker machen... Auch darunter gibt es natürlich gute, sozial eingestellte Menschen. Aber eben doch auch zumindest sehr viele, die die Interessen anderer „Klassen" in der Gesellschaft zumindest nicht so kennen können (oder wollen)... Und auch Ärzte und Therapeuten kommen ja selbst heute noch nicht überwiegend aus „unteren Schichten".

Aber auch hier, wie generell, muss man sich natürlich wirklich vor „Schubladen-Denken" hüten. Entscheidend ist ja doch auch hier nicht die Herkunft sondern die Einstellung jedes einzelnen Menschen... Wirklich „der Ruhm ist nichts, die Tat ist Alles" (Goethe). Also sollte man natürlich auch Menschen mit „upper class" Herkunft nicht vorverurteilen. Auch das lehrt ja gerade auch die deutsche Geschichte. Während viele, die meisten, Unternehmer, Offiziere z. B. ja sehr von Hitler profitierten, inkl. werkseigener KZs(!), bzw. diesen deshalb unterstützt haben... Gab es ja bekanntlich, auch durch diverse Filme, Unternehmer und Offiziere (wie z. B. Graf Stauffenberg), die ihr Leben riskierten bzw. opferten im Widerstand gegen diesen bzw. unmenschliche Umstände... Ebenso wie viele Ärzte, Pädagogen usw. Wie ja auch heute, siehe oben, sehr viele gegen unmenschliche, Menschen überfordernde Umstände „opponieren".

Und viele auch „Obere“ wollen ja auch gar nicht andere „beherrschen“ oder immer nur „stark“ sein, einige leiden auch darunter (wie literarisch z. B. bei Schillers „Don Carlos“, dem König bzw. Königssohn, beschrieben). Zumal man ja auch nicht immer nur stark sein kann, immer „funktionieren“, kein Mensch…
Man sollte ja aber auch Menschen jedenfalls nicht, s. oben, in schlechte, unpassende (Rahmen-)Bedingungen, Normen usw. zwängen, auch noch (nur) mit Medikamenten dazu – sondern Normen, die Gesellschaft menschlicher machen!
Und mehr Individualität achten, fördern, respektieren ...
Wenn nun aber auch z. B. im Rahmen eines Themenjahres Berlin 2013 mit zahlreichen Ausstellungen und Veranstaltungen an die „Zerstörte Vielfalt“ (ab 1933) in Deutschland erinnert sollte man ja auch, in ganz Deutschland, umso mehr darauf achten *in der Gegenwart und Zukunft (noch) mehr diese zu achten, respektieren und auch noch viel mehr zu schätzen!*
Und „gut“ und „schlecht“ – das muss ja auch jeweils zu eigenen Vorstellungen, Werten passen.
Es gibt ja auch keine eindeutig “wirkliche“ Realität, die ist *immer* selektiert. Alle menschl. Ziele resultieren also aus Entscheidungen / Anschauungen, welches Ziel sie mehr anstreben- und beschränken dadurch zwangsläufig andere!
Deshalb ist Menschen auch „allseitige Perfektion“ nicht, nie möglich... (vgl. auch dazu z. B. Wulf, S.38f., 41, 43ff). Kein Mensch kann alles gut, Vieles kann man immer nur schlecht oder gar nicht!
Zumal ja auch oft gilt „andre Länder, andre Sitten“. In einer Reportage berichteten z. B. einmal Eltern über ihre Erfahrungen im Ausland, bei längerem Aufenthalt dort. So fuhr z. B. in Korea eine Mutter mit ihrem Kind im Bus, als eine fremde Frau entsetzt ihren Kamm zog und die nicht ganz akkurate Frisur des Kindes zurecht bürstete.. freundlich lächelnd. In Korea, an einigen Orten dort, hätte wohl fast jedes deutsche Kind "ADHS"…
In Kenia wurde hingegen eine Mutter, die ihr Kind im Kinderwagen schob angeschaut, als ob sie bzw. das Kind (geistes-)krank wäre - wie man ein Kind so "einsperren" könnte... Sind also nur viele Sitten,

Ansichten in z. B. Korea zu „engstirnig"? Oder vielleicht (auch) viele in Deutschland? Ist z. B. Kenia ein „Entwicklungsland", das von deutscher „Leitkultur" bzw. Pädagogik usw. lernen sollte? Oder zumindest oft eher umgekehrt? Ist es ein gutes Zeichen, wenn es in einem Land „Spielplätze" gibt? Zeichen eines kultivierten, zivilisierten Landes... Oder eher ein schlechtes Zeichen, wenn es nur „Spiel- Inseln", - Gettos gibt für Kinder („Spielplätze") und eben 4x mehr Autos als Kinder in Deutschland, viel zu wenig natürliche Spiel-und Tobemöglichkeiten- was auch deutsche Kinderschutzorganisationen sehr kritisch sehen... Das wären sehr weitgehende Themen, durchaus wichtig für dieses Thema. Da das hier aber nicht umfassend behandelt werden kann das hier nur als wirklich wichtigen, ggf. mit wichtigsten Denkanstoß... Wie auch alle anderen, hier auch nur exemplarisch möglichen, Beispiele, Ausführungen...

Dass man wohl äußerst selten von „ADHS" in Kenia und ähnlichen Ländern hört und so äußerst oft in (vermeintlich) „entwickelten", „zivilisierten" Ländern gibt aber ja doch sehr zu denken. Sicher gäbe es noch viel dazu zu sagen, erörtern... Nur wenn kaum ein deutscher „ADHSler" in z. B. Kenia auch „ADHS hätte", diagnostiziert bekäme liegt das ggf. ja nicht nur an immer schlechteren Ärzten (?) dort... Und Vieles was in einer Gesellschaft als „krank" gilt ist ja auch in anderer Gesellschaft oder Zeit völlig normal oder z. B. besonders angesehen. Wird anders behandelt, betrachtet - wie eben z. B. Herr Wowereit, heute Bürgermeister der deutschen Hauptstadt, bis 1975 noch psychologisch betreut worden wäre wegen Homosexualität.. Bzw. bestraft. Oder wie hierzulande „psychisch kranke" Menschen in anderen Kulturen sogar verehrt werden.. Dort vielleicht sogar in Priester-bzw. Medizinmann, Arzt-bzw. Therapeuten ähnlicher Funktion- und andere heilend... Als Vorbild... (natürlich ist auch in anderen Ländern, Kulturen nicht alles besser. Alles schlechter aber ja sicher auch nicht...). Weitere Beispiele bei Wulf S.203ff. Natürlich kann und muss man auch bestimmte Ziele für sich „selektieren", z. B. -bitte - soziale, humanistische.

Was ja aber z. B. bedeuten würde als in einem „helfenden Beruf" tätiger Mensch, bzw. überhaupt soziales Wesen (Mensch), dass man primär

Menschen helfen möchte. Eigentlich ja eine sittlich-moralische Selbstverständlichkeit. Für heute viele Pädagogen, Therapeuten usw. aber spielen aber (s. oben) leider oft eher andere Interessen eine Rolle, so z. B. primär der eigene Verdienst. Und auch zu wenig Zeit zu haben ist nicht immer ein Argument - bzw. Ausrede. Es geht auch hier teilweise „nur" um eine Änderung der Einstellung, das kostet nicht viel Zeit. Natürlich wird z. B. ein Kind „mit A(D)HS" – sei es auch „nur", siehe oben, wegen seiner positiven Eigenschaften- oft zum „Problem" in einer viel zu überfüllten Klasse, Kita-Gruppe usw. Weil man als Lehrer, Erzieher usw. beim besten Willen einfach nicht genug Zeit „dafür" hat (bzw. Kinder bekommen ja erst wie gesagt oft A(D)HS, wenn sie eben so „untergehen" in überfüllten Klassen usw., weil sie da eben nicht genug Aufmerksamkeit bekommen (können). Es kann für Kinder –und deren Eltern- ja aber äußerst entscheidend sein, ob die dann noch irgendwelche Vorwürfe bekommen, bis hin, dass das („nur") an „Genen" oder Erziehung bzw. Verhalten – also selbst schuld- liegt... Gibt es aber etwas Schlimmeres als zu hören, dass ich als Mama oder Papa verantwortlich dafür bin, dass mein Kind leidet? Wegen meinen „Genen" oder weil ich irgendetwas falsch mache, in der Erziehung oder was auch immer? So etwas, sich als Ursache des Übels für seine Kinder quasi zu sehen, hat auch schon viele Eltern in den Suizid (und/oder Alkohol oder was auch immer) getrieben. Zumal Eltern sich, auch wissenschaftlich – z. B. auch bei Furman- belegt, eh schon fast immer viel zu viele, überzogene, Vorwürfe machen. Dann darf denen natürlich aber nicht auch noch, zumal zu Unrecht, auch noch zusätzlich einer gemacht werden! Im Gegenteil! Selbst die tollsten Kinder, gerade die, mit auch besten genetischen Anlagen, Erziehung, Verhalten usw. können ja wie beschrieben in so alles andere als tollen Umständen, Bedingungen Probleme bekommen, inklusive „A(D)HS"!

Und wenn Eltern sich dann z. B. Vorwürfe machen, dass sie ihr Kind nicht auf z. B. Privatschulen schicken, mit dort besseren Bedingungen- ist das ja auch gut gemeint, im Interesse ihrer Kinder. Aber hier fängt eben auch schon an, dass z. B. Pädagogen und Therapeuten eine sehr große Macht, Pflicht, Verantwortung haben Eltern (und Kindern) zu sagen, dass eben nicht „jeder seines Glückes Schmied" ist. Denn das heißt ja auch, dass man auch seines „Unglückes Schmied" ist – bzw. der, für liebende Eltern (bzw. auch Kinder) natürlich das Aller-Schlimmste-seiner Familie. Sondern dass es eben kein „persönliches Versagen" ist, gerade in Deutschland nicht, wenn man nicht so viel Geld und Zeit hat. Hier entscheidet, vgl. PISA-Studien, nach wie vor noch viel zu sehr die, auch soziale, Herkunft wie weit man es auf der „Karriereleiter" bringen kann (bzw. auch, als Voraussetzung dafür, in der Schule). Natürlich können Ausnahmen die Regel bestätigen- so oder so, auch „upper class-Kinder" können an schlechte Lehrer usw. geraten- und sollte man auch niemanden entmutigen (bzw. unter Druck setzen, dass er ja angeblich so viel Glück, es gut hatte im Leben). Sondern ermutigen. Mit Glück, Fleiß und wenn man auf Menschen, auch z. B. Pädagogen, trifft die einen unterstützen, ermutigen usw. kann man auch sehr viel erreichen, manchmal sogar auch ohne das (wie z. B. auch Furman belegt). Aber man sollte ja auch nicht zu viel versprechen, kaum erfüllbare Erwartungen- die auch enorm stressen können- schüren... Fordern, überfordern (und eher fördern, unterstützen- natürlich auch positiv motivierend!). In der Regel stößt man da aber auch zumindest teilweise heute an Grenzen, sind ja heute auch selbst unzählige Akademiker arbeitslos, sicher auch nicht weil sie „Loser" sind- bzw. haben nicht das Geld für Privatschulen für ihre Kinder (und dann wird noch in Studien z. B. von Krankenkassen nachgewiesen, dass Kinder aus ärmeren bzw. „Arbeitslosen"-Familien eher ADHS bekommen können. Tja, warum schicken die ihre Kinder auch nicht einfach nach Oxford oder Harvard, nehmen sich zuvor teuerste Nachhilfelehrer? Oh ne…). Zumal auf Privatschulen ja aber auch nicht immer alles besser ist. Und ja auch viel mehr natürlich Ziel sein muss, dass die „normalen" Schulen bessere Bedingungen bekommen. Und auch die Eltern, im Beruf usw. – um so auch mehr Zeit, Muße für ihre Kinder haben zu können. Und das ist wie beschrieben auch möglich, es liegt nicht an zu wenig Geld in Deutschland sondern wie dieses eingesetzt bzw. verteilt wird- oft auch zu bürokratisch, zu wenig lebendig, kreativ… Bzw. an auch zumindest suboptimaler (auch Bildungs- und Gesundheits-) Politik. Selbst in Ländern mit viel schwereren Voraussetzungen, weniger Geld- wie z. B. teilweise in Skandinavien- ist –mit anderer Politik bzw. weniger

Bürokratie, mehr einfach „nur" gesundem Menschenverstand, Herzlichkeit selbst in einem auch „kapitalistischen Land"- ja z. B. viel mehr möglich für Kinder, Eltern, auch Arbeitsschutz, im Gesundheitswesen, auch für „Behinderte" usw. Und sich hier dafür einzusetzen kann, wie ja z. B. das Beispiel „Rütli-Schule" zeigte, auch in Deutschland und auch im „Kleinen" sehr viel bewegen. Nicht zuletzt können so aber, wie auch dort, Eltern und Lehrer (und Schüler, bei der Arbeit auch Kollegen usw.) ein ganz anderes Verhältnis bekommen. Statt teilw. oft sogar beiderseitiger überzogener „Schuld-Zuweisung" mehr gemeinsamer Einsatz für *gemeinsame* Interessen, auch nicht zuletzt ja die Kinder- ja auch die Zukunft unserer Gesellschaft. Wenn man (noch) mehr erkennt, dass man ja in einem gemeinsamen Boot sitzt. Das, ohne eigenes Verschulden, sehr „leckt"... Und man sich dann auch nicht noch bekriegen sollte, sondern viel mehr gemeinsam unterstützen beim „frei rudern"- auch das man das Ziel erreicht, das Bestmögliche für die Kinder (und Eltern, Pädagogen,...). Zumindest wird man dann gegen auch Selbst-Vorwürfe mehr tun können, auch mehr gegenseitige Wertschätzung spüren können, Zeit und Energie sparen (bzw. gewinnen). Und auch die Kinder bzw. andere Betroffene mehr spüren können, dass sie nicht „das Problem" sind oder „schuld" an etwas. Sondern das „leckende Schiff", unzureichende Bedingungen in der Schule bzw. Kita, Arbeit usw., was natürlich auch behindert im Vorwärts kommen. Und eben nicht, dass man behindert „ist". Sondern, nochmals, wenn überhaupt *wird* man behindert... Bzw. man geht eben auch leichter „unter", bekommt weniger Aufmerksamkeit.. auf so „leckenden Schiffen".

Und selbst wenn man „nichts" könnte oder auf die Reihe bringen würde – was ja bei *keinem* Mensch der Fall ist! – bzw. wenig... Wäre trotzdem bzw. gerade dann ja aber *aller Ehren wert,* dass man überhaupt irgendwie weitermacht, weiter lebt bzw. arbeitet, trotz so extrem schwerer Voraussetzungen. Und wenn man z. B. in seinem Job, der Schule usw. nicht der Beste ist oder nicht so gut ist aber den trotzdem durchhält, vielleicht sogar auch um damit auch andere versorgen zu können – ist das nichts? Ist das nicht eher schon Heldenhaft?

Weil man vielleicht auch keinen Job findet, der besser zu einem passt, wo man viel besser arbeiten könnte? Das ist ja aber aller-meistens nicht eigene Schuld ... Eingesetzt, versagt hat dann auch ein System, häufig auch ein Chef, Vorgesetzter der es nicht schafft die Menschen richtig einzusetzen! „Schlechte“ Teams bzw. Arbeitende wurden nicht selten sogar zu den besten, wenn man jeden einfach einmal besser passend eingesetzt hat (und auch weniger unkonzentriert bzw. „schlecht drauf“ usw.). Was ja auch natürlich mehr motiviert (auch ein Herr Klopp tat das ja beispielsweise „nur“- und machte aus einer vermeintlich „nur“ durchschnittlichen bzw. eher schlechten Truppe, Gruppe so einen deutschen Meister). Und unzählige „A(D)HSler“ wurden nach Wechsel der Klasse, Gruppe in der Kita (oder auch in der Ausbildung, Beruf) bzw. des Lehrers, Erziehers, Ausbilders, Vorgesetzten, Chefs bzw. von Mitschülern, Kollegen usw. auf einmal gar keine mehr. Bzw. wenn die Klasse, Gruppe anders, besser zusammengestellt wurden... Nicht zuletzt auch das pädagog. Team- mit z. B. anderem oder neuem, auch männlichen oder weiblichen, jüngeren oder erfahreneren, auch „ausländischen“, „behinderten“ Erzieher, Lehrer, Ausbilder,... Bzw. die bessere Bedingungen, Unter-stützungen bekamen (vgl. das Beispiel der „Rütli- Schule“).

Und oft liegt es eben auch „nur“ an falschen Denk-Einstellungen, auch z. B. von Pädagogen, Therapeuten (bzw. wenn diese solche auch noch an Eltern weitergeben). Dass z. B. „Trennungskinder“, „Einzelkinder“ oder eben auch „A(D)HS-ler“ mehr Probleme im Leben bekommen müssen. Das stimmt einfach nicht. Sondern hängt davon ab, wie diese gefördert werden im Leben (oder nicht)-wie bei allen anderen Kindern, Menschen auch, wie z. B. auch Furman beschreibt und belegt. Bzw. wie auch die Eltern (und Pädagogen) unterstützt werden. Nicht nur aber z. B. auch „Alleinerziehende“. Und die Mehrzahl dieser (und aller Eltern) bekommt heute ja viel zu wenig Unterstützung. Und natürlich ist z. B. auch „alleinerziehend“ zu sein bzw. Trennungen kein „persönliches Versagen“. Dass heute eine Ehe bzw. Beziehung hält „bis dass der Tod scheidet“ ist heute ja eher die Ausnahme. Was in der Regel auch einfach viel zu stressigen Zeiten geschuldet ist, vgl. bei Interesse auch Engel/Gärtner-Engel dazu. Und wenn selbst bei Pädagogen, Therapeuten (und Politikern ja sowieso) und dergleichen die Scheidungszahlen enorm, oft überdurchschnittlich hoch sind, oft auch finanzielle und andere Probleme muss sich da wirklich bitte kein Mensch zu viele Vorwürfe machen. Selbstkritik in allen Ehren. Aber wirklich: Nobody is perfect! Bzw. wirklich, wer werfe den ersten Stein... Und das tun ja in der Tat auch gerade noch oft die Kollegen, Bekannten, Verwandten, Nachbarn, Pädagogen, Therapeuten, Ärzte, Theologen, „Experten", Menschen „beim Amt", Politiker usw. die es gerade am Nötigsten haben und die wirklich erst einmal vor der eigenen Haustüre kehren sollten mit mehr Demut. Bzw. auch mit weitaus mehr Respekt für die Leistungen derjenigen, über die sie hochmütig ihre Nase rümpfen, die oft aber viel ehrenwerter sind und die auch gewaltige Leistungen, Anstrengungen vollbringen... (bzw. mit mehr Eingeständnis ihrer eigenen Fehler, Fehlbarkeiten, was ja wirklich stark ist...). Dafür , mehr Anerkennung, mangelt es auch viel zu viel. Nicht umsonst ist ja auch *mangelnde Wertschätzung ein Hauptgrund für Burn-out.* Nicht selten noch mehr als der eigentliche Stress selbst. Mehr Wertschätzung, auch für Eltern bzw. Menschen auch mit (eventuell) „A(D)HS", ist aber wie gesagt keine Frage von Zeit alleine. Ja, im Stress ist auch Wertschätzung zu zeigen, geben, schwerer. Das kostet auch Zeit und Kraft. Es ist aber wirklich auch eine Frage der Einstellung bzw. auch des Charakters, kann zudem auch viel Zeit und Kraft sparen bzw. bringen, in (mehr) gegenseitiger Wertschätzung von, s. oben, z. B. auch Eltern und engagierten Lehrern und anderen Pädagogen. Und oft muss man auch nicht „mehr" machen als Pädagoge usw. Sondern einfach nur *weniger...* Z. B. versuchen Vorurteile *wegzulassen,* auch gegen „Trennungskinder" oder auch „Arbeiterkinder", „Ausländern" usw., dass aus denen nicht so viel werden kann... Denn trotz allen tatsächlichen Barrieren wegen, auch sozialer, Herkunft wird oft aus Menschen auch „nur" wegen „sich selbst erfüllenden Prophezeiungen" viel weniger als es möglich wäre... Bzw. bekommen Menschen „nur" *deshalb* viele Probleme! Wenn man denkt, einem eingeredet wird, dass man z. B. auch als „Trennungskind" oder was auch immer ja Probleme bekommen muss... Nein, nein, nein. Nicht mehr oder weniger als andere Menschen! (Ausführlicheres gerade auch dazu bei Furman).

Natürlich gibt es auch hier bessere und schlechtere (bzw. wer viel, engagierter, arbeitet kann natürlich auch mehr Fehler machen). Aber da

auch in problematischen Zeiten zu erkennen, auch unter Freunden, Bekannte usw., auf wen man zählen kann (und, was sicher auch oft schmerzlich ist) auf wen nicht kann letztlich ja auch hilfreich sein. „Der Sieger hat viele Freunde. Der Besiegte hat gute Freunde!“ (Volksweisheit). Auch wenn „A(D)HSler“ , deren Eltern usw. wie gesagt natürlich keine „Loser“ sind. Aber gerade im Umgang mit einem, wenn man Hilfe braucht- und die braucht wie gesagt ja jeder Mensch unzählige Male im Leben- wenn es einem nicht so gut geht, erkennt man ja manchmal auch erst wer es wirklich gut mit einem meint. Und da ist manchmal weniger auch mehr. Lieber ein guter Freund als viele schlechte (bzw. gar keine echten). Und die findet man eben auch oft in gleicher Lage, ggf. auch in Selbsthilfegruppen oder dergleichen (auch z. B. für Alleinerziehende oder natürlich auch andere Eltern).
Und selbst wenn einigen Menschen Zweifel bleiben sollten, ob man Hilfe, Unterstützung, Respekt verdient hat, sich vielleicht weiter zu schwach fühlt: Es gibt ja wirklich auch die unglaublichsten Beispiele dafür, dass es Menschen selbst mit schwersten Voraussetzungen geschafft haben (wieder) sehr glücklich und erfolgreich zu werden- „with a little help from my friends“! Wie eben auch bei Furman zu lesen (mit vielen Beispielen und Untersuchungen dazu dort, selbst bei schlimmsten Erlebnissen – auch wenn deren Verarbeitung natürlich meistens einige Zeit und Unterstützung braucht!). Oder auch z. B. bei Nadolny- über einen Mann mit ganz offensichtlicher „Behinderung“, autistischen bzw. auch „ADS“- Problemen – der zu einem der berühmtesten Forscher der Neuzeit wurde. Mit seinen Schwächen bzw. -wirklich ganz erheblichen- Einschränkungen auch sogar als Stärke(n) genutzt.

Und selbst wenn man die ganze Welt gegen sich hätte, solange man an sich selbst glaubt- wozu auch manchmal ein Mensch reichen kann, der das auch tut, auch an einen glaubt – stimmt Pablo Neruda` s „Sie können alle Blumen abschneiden. Aber nie werden sie den Frühling beherrschen“.

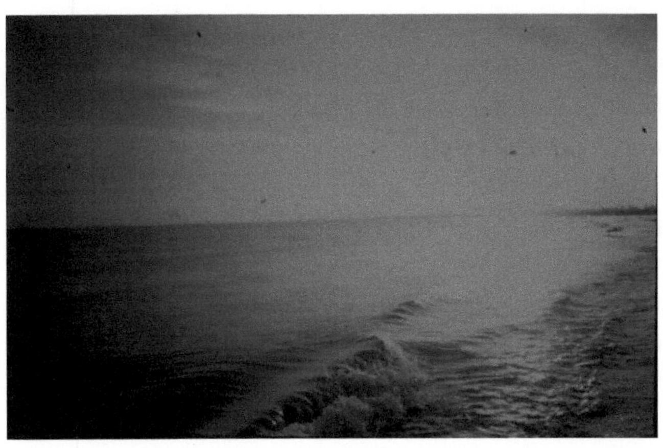

Bzw. man kann Menschen schlecht reden ohne Ende, deren guten Seiten verkennen… Trotzdem heißt das nicht, dass sie diese nicht haben!
Auch wenn das oft viel, viel zu lange verkannt bzw. nicht gewürdigt wird. Selbst, um dafür auch nur ein Beispiel zu nennen, bei größten deutschen Weltstars wie z. B. Marlene Dietrich. Die ja nicht nur für ihr Können, sondern auch ihr antifaschistisches Engagement größte internationale Anerkennung bekam. In Deutschland stieß ihr Handeln von Vielen aber noch lange auf Unverständnis und Anfeindungen. Erst zu ihrem 100. Geburtstag, 2001- also über ein halbes Jahrhundert (!) nach Kriegsende- entschuldigte sich das Land Berlin offiziell für die Anfeindungen, auch oft nur Darstellung als launenhafte Diva mit vielen „Macken", verlieh ihr erst 2002, auch erst posthum, die Ehrenbürgerschaft… Unglaublich aber wahr…
Und wichtig ist ja auch, dass man selbst weiß, dass man auch ein „good Guy" , „Guter Junge" (bzw. gutes Mädchen) ist (bzw. das von anderen guten Menschen oft genug hört). Was natürlich auch nicht immer nur gut oder brav, funktionierend usw. sein kann, muss.
Spürt man das im Herzen, weiß man das, bekommt man das von immerhin einem wichtigen Menschen- vielleicht ja auch nur Pädagogen

oder Therapeuten- bestätigt können einen auch sonstige Hindernisse, Umstände, Menschen auf Dauer nicht klein kriegen. Trotz aller Probleme. Bzw. man erkennt z. B. auch, dass eine Stelle oder Schule, Klasse, ggf. auch Beziehung usw. einfach nicht gut genug, gesund für einen ist (und Wechsel bzw. Änderung nötig).

Wie z. B. auch nicht den in seiner körperlichen Bewegung fast völlig eingeschränkten Steve Hawkins – der aber trotz dieser „Macken" (?) geistig ja nahezu alle Schranken sprengt, als „Einstein der Neuzeit". Oder der inzwischen sogar als „Mental Coach" weltweit erfolgreiche – und auch für mich und viele andere Menschen immer wieder vorbildliche, hilfreiche, beispielhafte- Australier Nick Vujicic. Ohne Arme und Beine (!) zur Welt gekommen. Die nach der Geburt zunächst schockierten Eltern förderten den bis auf die körperlichen Beeinträchtigungen gesunden Sohn, um ihm ein weitgehend selbstständiges Leben zu ermöglichen. Er litt aber schon früh unter Depressionen, da er sehr oft gehänselt wurde. Beging deshalb mit zehn Jahren einen – glücklicherweise erfolglosen- Suizidversuch. Vujicic berichtet in Interviews und in Vorträgen, wie inzwischen sogar bei „Wikipedia" über ihn zu lesen, er habe in seinem Leben aufgrund seiner Behinderung lange Zeit keinen Sinn und keine Hoffnung für sich gesehen.

Fühlte sich schwach, hässlich, nie in der Lage eine Partnerin zu finden ... Seine „schönen Augen" (nicht mehr und nicht weniger!), als er die damals als wichtig sehen lernte, retteten ihn aber vor dem Suizid. Der schon nochmals geplant war in seiner Pubertät, als er sich nutzlos und schlecht vorkam, auf seine Mängel reduziert von anderen bzw. – noch schlimmer – als Folge letztlich auch von sich selbst. Nachdem er vorher nur seine Mängel, was er nicht hat, sah ... Bis er sich darauf konzentrierte, *was er trotz allem hatte und konnte, erreicht hatte alltäglich* – (zumal angesichts seiner Voraussetzungen) sogar wahnsinnig viel! Nach der Grundschule besuchte er dann- mit so völlig anderem Selbstbild, Selbstwertgefühl- die Highschool und erwarb im Anschluss Hochschulabschlüsse. Ist heute sehr glücklich, auch verheiratet. Alles ja sicher mehr als beachtlich, zumal bei solchen Voraussetzungen! Das konnte er aber, wie er auch immer wieder betont, nur mithilfe seiner Eltern und guter Freunde, sicher auch einiger Pädagogen und

Therapeuten, die immer wieder halfen das Positive in sich zu sehen, was sein Leben gerettet hat (während Hänseleien bzw. die Menschen, die das machten ja fast zu seinem Suizid geführt hätten). Das zeigt ja auch die Bedeutung solch negativem – bzw. eben auch positivem – zwischenmenschlichen Umgangs ... Und auch dass es ein Unterschied wie Tag und Nacht sein kann, über Leben und Tod entscheiden kann, ob man wenigstens einen Menschen hat, der zu einem hält – oder keinen. Und (bessere bzw. echte) Freunde kann man irgendwann immer (wieder) finden, zumal „Der beste Weg, einen Freund zu haben, ist der selbst einer zu sein" (R. W. Emerson). Und Menschen, die auch Freunde – bzw. gegenseitige Unterstützung - suchen trifft man sicher, z. B. auch im Internet (z. B. auch auf o. g. Foren bzw. in denen in der Anlage genannten). Auch um natürlich erst einmal nur Hilfe „nehmen" zu können, wenn es einem nicht so gut geht. (Wieder) welche geben kann man natürlich auch „erst" später wieder. Und es überrascht auch Menschen immer wieder, dass sie letztlich sogar auf Dauer viel mehr *echte, gute* Freunde bzw. Bekannte finden, wenn sie „einfach nur sind wie sie sind", mit allen Stärken und „Macken"... Dazu weitest möglichst zu stehen – natürlich auch nicht leicht, gerade das bedarf oft auch guter psycholog. Unterstützung- macht auch Menschen aber ja erst wirklich *interessant.* Privat... Aber auch z. B. in Vorstellungsgesprächen, wo – gute- Chefs – das, auch zu seinen Schwächen stehen, doch oft honorieren... Mithilfe seiner Eltern, Freunde, Hilfsmitteln und enormer Willenskraft ist N. Vujicic heute auch sehr flexibel, spielt Fußball, surft rasant usw. (auch kostenlos im Internet zu finden, sehen unter seinem Namen- auch das kann man nicht beschreiben, sollte man gesehen haben). Er gibt heute auf Massen-Veranstaltungen zig Tausenden Menschen Mut, die an sich mit viel kleineren (wenn für sie auch bedeutenden) „Mängeln" zweifeln. Und durch ihn, sein Beispiel auch (Selbst-) Wertschätzung erfahren. Statt völlig zu verzweifeln, wenn man vorrangig seine Schwächen sieht – was ja auch die stärksten Menschen an sich zweifeln und auspowern lassen würde! Und ohne Hilfen, Hilfsmittel und Zuspruch hätten weder Einstein, Mozart, Hawkins noch Vujicic oder sonst irgendein Mensch es soweit gebracht wie sie es taten, wären beide – also auch ein Mann wie z. B. Hawkins, der in einem

Atemzug mit Einstein genannt wird – bestenfalls in einer „Werkstatt für Behinderte“ gelandet (bzw. früher gleich als „unwertes Leben“ betrachtet). Und auch Einstein musste ja letztlich aus Deutschland flüchten wegen dort fatalen Umständen… Nochmals: Wenn aus einem Menschen „nicht so viel“ wurde bisher muss sich also immer erst einmal die Gesellschaft fragen, auch wir Pädagogen, Therapeuten usw., ob der wirklich schon genug passende, optimale Förderung und Zuspruch bekam!

Aber, nochmals: Man muss ja nicht gleich auch so erfolgreich sein wie in zuletzt genannten Beispielen. Aber selbst ohne Arme, Beine, mit welchen „Mängeln“ auch immer oder auch mit oder ohne A(D)HS oder was auch immer: Man kann ein gutes Herz haben, somit ein guter Mensch sein und, auch wenn das heute wahrlich nicht einfach ist, mit Unterstützung auch bleiben (und damit viel besser sein als andere Menschen, die weniger gut sind – z. B. weil sie Mitmenschen quälen, hänseln, ausnutzen,... asozial). Und damit natürlich *jeglicher Unterstützung und Anerkennung wert.* Die *jeder* Mensch ja auch oft braucht.

In diesem Sinne: Alles Gute! *Wolfgang Laub*

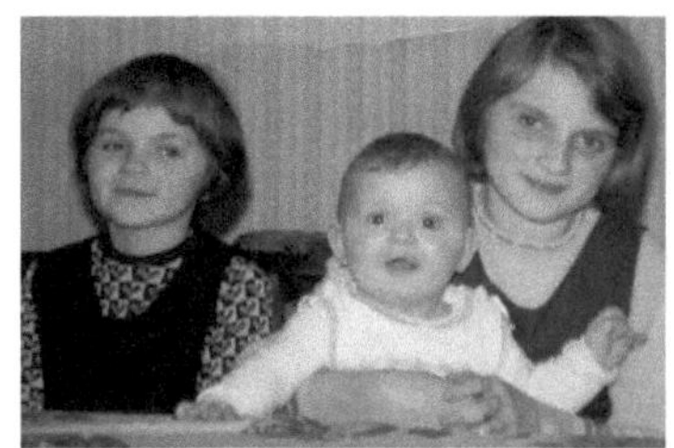

*… hier noch als „jüngeres Semester“, mit meinen super-tollen und lieben Schwestern…*

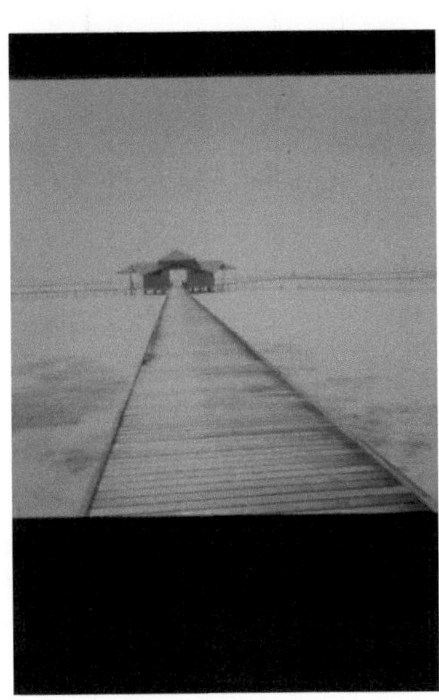

*Folgendes noch bei Bedarf einer „bridge over troubled waters“:*

**(Anhang):**

**Anlaufstellen für weitere Hilfen vor Ort / im WWW**

( für Inhalte + Aktualität kann leider nicht immer garantiert werden ) :

- Möglicher erster Ansprechpartner (auch anonym, kostenlos, auch per E-Mail möglich, Tag und Nacht): Die Telefonseelsorge(.de) inkl. ihrer sorgfältig ausgesuchten und geschulten Mitarbeiter, die auch weitere Anlaufstellen vor Ort nennen können.

Denn, nochmals:

*Ein Buch, nur Selbst- oder auch Fern-Diagnose oder dergleichen kann eine fachmänn. Beratung, ggf. auch psychologisch und auf jeden Fall ärztlich, auch Untersuchung (auch körperlich und ggf. psychologisch!) auf keinen Fall ersetzen!*

Weitere – begleitend - nützliche Adressen, mit dort wiederum vielen weiteren Informationen, Adressen – leider ohne mögliche Gewähr, Haftung dafür- auch für Aktualität:
- adhs-deutschland.de
-> gemeinnütziger Selbsthilfeverein mit ehrenamtlich arbeitenden Mitgliedern, in über 250 Selbsthilfegruppen und einem Telefonberaternetz bundesweit in Deutschland tätig. Auf der Site sind auch viele weitere nützliche Informationen, praktische Tipps, Links, Adressen usw. zu finden
- das-beratungsnetz.de
-> *kostenlose Hilfe bei allen möglichen Problemen*
- therapie.de
*gemeinnütziges Psychotherapie-Portal mit Therapeuten-Suche und vielen weiteren Link- Tipps*
- www.jugend-notmail.de - *Tipps + Hilfe (auch per E-Mail) für Leute bis 25*
- *nummergegenkummer.de* (Mitglied im Dt. Kinderschutzbund) *für Eltern + Kinder*
- ueberlebensgeschichten.de –
viele, auch Link-, *Tipps von Unglück-, Not-Überlebenden*
- www.krankheitserfahrungen.de
*Kranke Menschen beschreiben ihre Gefühle, was ihnen hilft*
- nakos.de - Datenbank über *Selbsthilfegruppen in ganz Deutschland*
- *www.bessereweltlinks.de*
*Sammlung entsprechender (sehr vieler ) Links ...*
- *kindersicherheit.de* - mit vielen Informationen, Tipps dazu
- Bundeszentrale für gesundheitl. Aufklärung -
mit vielen weiteren *Adressen/Tipps, auch* auf *kindergesundheit-info.de* ; *kinderstarkmachen.de* ("für ein Leben ohne Sucht und Drogen", mit auch sehr vielen Infos und Tipps , ebenso wie auf *loveline.de* -

dem Jugendportal der BZgA, auch zu Liebe, Sex usw. ).

- www.*schueler-mobbing.de* ,
www.*mobbing-schlussdamit.de* ,
*www.mobbing-zentrale.de* –
viele Tipps und Hilfen für Opfer von
Mobbing bzw. Angehörige- Eltern usw.

- *www.mobbingscout.de* – umfangreiche Datenbank für
Hilfen bei Mobbing (der Fairness- Stiftung)

-www.antidiskriminierungsstelle.de ( des Bundes)

- www.zartbitter.de Tipps, auch präventiv, bezüglich (sex.)
Missbrauch

- web4health.info/de - Kostenlose Online- Beratung/Tipps zu allen möglichen *Gesundheits- und psycholog. Fragen*

- www.weisser-ring.de (*Hilfe für Opfer von Verbrechen*)

- www.meine-schulden.de/ *Kostenlose Beratung, auch anonym, online, bei Schulden*

-www.sozialvital.de
*Tipps für überschuldete/ hiervon bedrohte Menschen und deren Berater*

- www.handicap-net24.de
*Ziel: Horizonte öffnen für Menschen mit Handicap*

-www.dgb.de
Gewerkschaftsbund-Seite mit Links zu *Gewerkschaften u. a. Beratungsangeboten und dergleichen in Deutschland*

- solidaritaet-international.de
*Internationale Solidaritäts-und Hilfsorganisation*

- lebensmut.de - *christliche Seite, die (neuen) Lebensmut machen möchte*

- lebensgeschichten.org - *Selbsthilfe - Seite, auch mit vielen "Überlebensgeschichten"*

## LITERATUR - und Quellenverzeichnis :

(weitere konkrete Literatur zu A(D)HS und konkrete Quellenangaben sind auch im Text zuvor genannt- vor allem am Ende von Kapitel VIII.)


- Balsen, Werner (Hrsg.): Die neue Armut, Köln 1984
- Barthelmeß, M. : Systemische Beratung- eine Einführung für psychosoziale Berufe, Weinheim 1999
- Bollnow, O. F. : Existenzphilosophie und Pädagogik, Stuttgart 1962
- Brezinka, W. : Grenzen der Erziehung . In Schicksal ? Grenzen der Machbarkeit, Heidelberg 1978
- Bronisch, T. : Der Suizid, München 1995
-Bultmann, A./ Schmithals, F.(Hrsg.): Käufliche Wissenschaft- Experten im Dienst von Industrie und Politik , München 1994
- Ciompi, L.: Affektlogik, Stuttgart 1982
- Degen, R. Lexikon der Psycho-Irrtümer, Frankfurt/M.2005
- Enders, U. (Hrsg.): Handbuch gegen sexuellen Missbrauch, Köln 2001
- Engel, S./ Gärtner-Engel, M.: Neue Perspektiven für die Befreiung der Frau, Essen 2000
- Freudenberger, H.: Burnout bei Frauen, München 2005
- Fromm, E.: Authentisch leben, Freiburg 2000
- Furmann, B.: Es ist nie zu spät eine glückliche Kindheit zu haben, Dortmund 2001
-Goldbrunner, H.: Arbeit mit Problemfamilien. Systemische Perspektiven für Familientherapie und Sozialarbeit, Mainz 1989
-Griesebach, E.: Die Grenzen des Erziehers und seine Verantwortung, Halle 1924
- Gudjons, H.: Pädagogisches Grundwissen, Heilbrunn 1995

- Gür, M.: Warum sind sie kriminell geworden? Türkische Jugendliche in deutschen Gefängnissen, Essen 1990
- Hecht, W.(Hrsg.): Bertolt Brecht – Über Politik und Kunst, Frankfurt/M.1971
- Heiner, M.: Nutzen und Grenzen systemtheoretischer
- Modelle für eine Theorie professionellen Handelns . In „Neue Praxis“ 5 u.6 /1995
- Hering, S. / Münchmeier, R. : Geschichte der sozialen Arbeit, München 2000
- Hollstein-Brinkmann, H.: Soziale Arbeit und Systemtheorien, Freiburg 1993
- Jaeggi, E.: Wer therapiert die Therapeuten? , Berlin 2005
- Kaiser, A. (Hrsg.): Koedukation und Jungen- Soziale Jungenförderung in der Schule, Weinheim 1997
- Korte, H.: Einführung in die Geschichte der Soziologie, Stuttgart 1998
- Kühnl, R.(Hrsg.): Geschichte und Ideologie. Kritische Analyse bundesdeutscher Geschichtsbücher,Hamburg 1973
- Lampert,L;Kroll,A.:Soziale Ungleichheit der Lebenserwartung, in „Aus Politik und Zeitgeschichte" 42/2007 (Herausgeber: Bundeszentrale für polit. Bildung)
-Largo, R. H.: Kinderjahre. Die Individualität des Kindes als erzieherische Herausforderung, München 2007
-Luhmann,N.: Strukturelle Defizite. Bemerkungen zur systemtheoret. Analyse des Erziehungswesens in: Oelkers, J./Tenorth, H.-E.(Hrsg.): Pädagogik, Erziehungswissenschaft &Systemtheorie, Weinheim 1987
-Lüssi , P.: Systemische Sozialarbeit, Bern 1992
- Maturana, H.R./Varela,F.J.: Der Baum der Erkenntnis. Die biologischen Wurzeln des menschlichen Erkennens, München 1996
- Max- Planck- Institut für Bildungsforschung (Hrsg.): PISA 2000- Zusammenfassung der zentralen Befunde, Berlin 2001

- Nadolny, S.:Die Entdeckung der Langsamkeit, München 1983
-Neumann-Wirsig, H. und Treiber, G.: „Systemische Sozialarbeit heißt lehren und lernen“ in Blätter der Wohlfahrtspflege 3/ 2000, S. 53ff.
- Oelkers, J./ Lehmann, T.: Antipädagogik: Herausforderung und Kritik, Braunschweig 1983
- Peschel, E.: Macht und Grenzen der Erziehung oder „die heimlichen Mit-Erzieher“, Frankfurt/M., 1979
- Peseschkian, N.: Psychotherapie des Alltagslebens. Training zu Partnerschaftserziehung und Selbsthilfe. Frankfurt/M. 1977
- Rauschenbach,T.(Hrsg.): Soziale Arbeit und Erziehung in der Risikogesellschaft, Neuwied 1992
- Schäfer,G.: Der überraschte Pädagoge- in „Neue Sammlung“ 1989
- Schlösser, S.: Lieber Matz, dein Papa hat `ne Meise, Berlin 2011
- Spranger, E.: Das Gesetz der ungewollten Nebenwirkungen in der Erziehung (E.S., Gesammelte Schriften, Band 1), 1962

- Stock, C.: Burnout–Erkennen und verhindern, Freiburg 2010
- Trube-Becker, E.: Sexuelle Gewalt und wirtschaftliche Ausbeutung, Heidelberg 1992
- UN- Kinderrechtskonvention: Die Rechte des Kindes. Das Übereinkommen über die Rechte des Kindes verabschiedet von den Vereinten Nationen in New York am 20.11.89, Ravensburg 1994
- Wesel, U.: Aufklärungen über Recht – zehn Beiträge zur Entmythologisierung, Frankfurt/Main 1981
-Wulf, C. : Einführung in die Anthropologie der Erziehung, Weinheim 2001
- Zimbardo, P. G..: Psychologie, Berlin/New York 1999

Alle *Bilder* stammen vom Autor bzw. dessen Familie – Nutzen derselben ist nur mit ausdrücklicher vorheriger Genehmigung erlaubt.

Meine- unendlich, innigst geliebten- Eltern (hier mit Enkel)

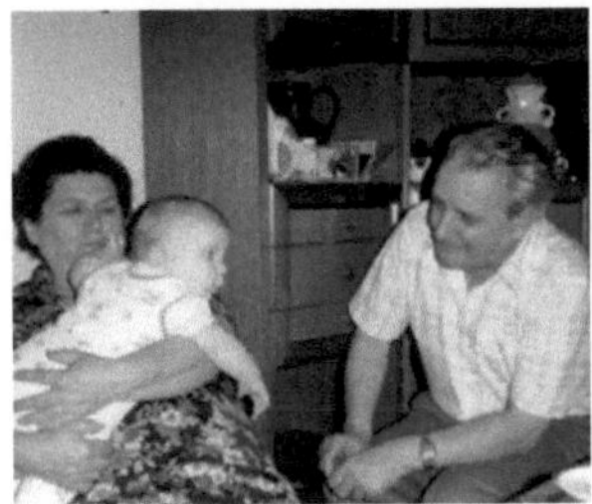

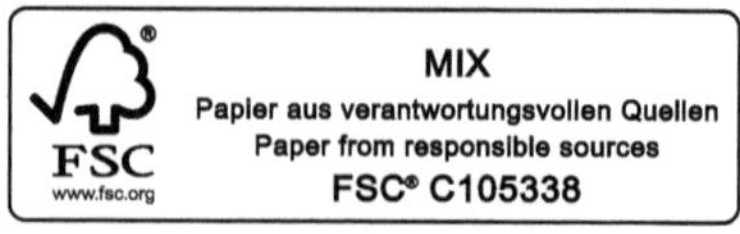


Printed by Books on Demand GmbH, Norderstedt / Germany